ギル佳津江 ◆ 編

100人の
アロマレシピ

風媒社

はじめに

　この本はアロマテラピーを愛するたくさんの方たちの想いがぎゅっと詰まったとてもユニークな本です。
　今までのアロマテラピーの本は著者が一人か二人である場合がほとんどです。それも、アロマテラピーの専門家といわれる人たちが書いたものです。私も20年間、そのような本を読んで勉強してきました。
　難しい本を読んで学ぶアロマテラピーの勉強も大事ですが、実際に使っている人たちの生の声を集めて、アロマテラピーがどんなに楽しくて、素敵で、すばらしいものなのかを共有できる本があってもいいのではないかと思ったのが、この本の構想を思いついたきっかけでした。
　私の周りを見回してみると、アロマテラピーの勉強を最近始めたばかりの人から、20年以上のキャリアを持った人まで、さまざまです。
　その方たちから「これが私の一番のお気に入り、おススメレシピよ！」という自信作を一つずつ紹介してもらったら、ビギナーの人からベテランの人まで、みんなが楽しめて、利用できるアロマテラピーの本ができるのではと思ったのです。
　日本でおこなわれているアロマテラピーの利用法は、実はイギリスで発達して日本に紹介されたものです。イギリスはとても自然療法が盛んな国

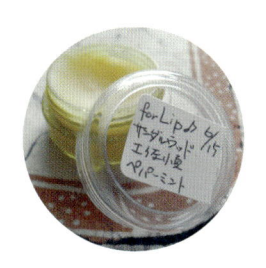

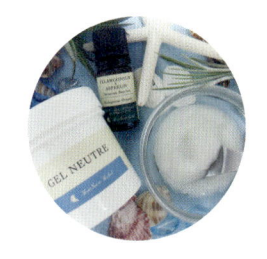

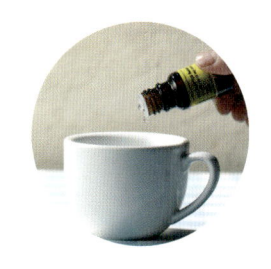

で、その中でもアロマテラピーはとても人気のある自然療法なのです。イギリスのアロマテラピーについてはあとのページでゆっくりご紹介させていただくとして、アロマテラピーには、簡単な使い方から、病気の治療に使うような、とても専門的なものまで、さまざまな精油の使用法があります。たとえば、国内外で研究が進められている予防医学や病気の治療に利用するところから、ハウスキーピングや空間演出、コスメティックや美容など生活に密着した方法まで、その用途はとどまるところを知りません。

　このような幅広い使い方やアプローチがあることを、100人のアロマセラピストの自慢のレシピを通じてお伝えできたらと思います。

　なお、ここで紹介されているレシピは、紹介者が個人的に良いと感じたレシピですので、誰が使っても同じ結果や効果が出ることを保証するものではありません。よく知った食材を使っていても、「我が家の献立」と「お隣さんの献立」を比べるとおもしろい発見があって、献立の幅が広がるかも、というような気持ちで読んでいただければ幸いです。

編者　ギル佳津江

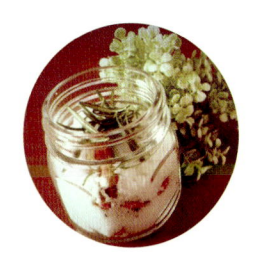

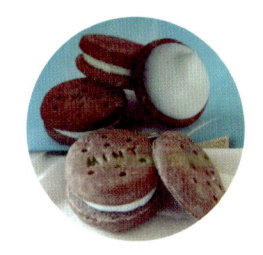

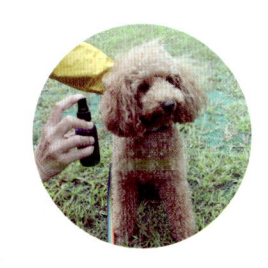

CONTENTS

はじめに……1

❖ 遺伝子治療からヒーリングまで、すべて認める国　イギリスのアロマテラピー……7
❖ Aromatic Medicine for Body & Mind ボディ&マインドを癒す～香る薬〈精油〉……11
　・おもな精油の一般的な症状への作用一覧……16
　・精油の安全性一覧……22
　・アロマテラピーの名脇役！基材のいろいろ……26

【アロマで手作りコスメ】

ハニーバスで安心感に包まれて…　　◉吉澤裕子……30
ハチミツ風呂　◉笠岡亜紀……31
馬油でしっとりフェイス&フットクリーム　　◉北岸洋子……32
年齢を問わず家族みんな使えるしっとり化粧水　　◉黒多伸代……33
カンタン！美肌化粧水　◉福田桃子……34
しっとりジェル化粧水　◉瀬谷美香……35
「シワシワなくなったね」息子にほめられた美容ブレンド！　　◉梅月美代子……36
ガードルでできた肌のシミが消えた!女性にうれしいヒーリングオイル　　◉増田 惠……37
歩き疲れた脚もスッキリ★レッグマッサージオイル　　◉都築やよい……38
手を使うお仕事の方におすすめネイルオイル　　◉庄司かおり……39
リップコンディショナー（リップクリーム）　　◉田浦裕子……40
自然の赤味がいいね！手作りリップクリーム　　◉林真紀子……41
しっとりうるうるリップクリーム　　◉上西英理……42
アロマでスッキリ歯磨き　◉植村志乃布……43
香りが苦手な人にも大丈夫！アロマブレンド&手作り石けん　　◉井上未知子……44
肌を刺激からプロテクト！ひんやりモイスチャークリーム　　◉木村美幸……45
クレイとオイルでニキビスッキリ　◉平澤久美子……46
乾燥肌がツルツルに！贅沢フェイシャルクリーム　　◉川上真理……47
火傷あと・シミを残さない乳液タイプのクリーム　　◉尾崎小夜子……48
美肌ぷるぷるローション　　◉西村明美……49
サラサラツヤツヤの髪を実現！アロマ・ヘアトニック　　◉絹田保美……50
くせっ毛さんのスカルプケア　◉高橋朱美……51
スッキリさらさらボディパウダー　◉増田好美……52

【アロマのくすり箱】

咳を止めて平和な眠りをもたらす芳香浴　　◉瀬崎麻未子……54

上顎洞炎の症状への吸入法&沐浴法　◉田中りえ……55
冬の乾燥肌対策♪豆乳リッチアロマバス　◉水野妃沙代……56
痛み止めジェル　◉寺田晴美……57
スポーツ後のアイシングジェル　◉北村友絵……58
お風呂上りに♪スッキリ爽快ジェル　◉宮本三輪子……59
口唇ヘルペス用ジェル　◉荒谷宏子……60
家族のあせも予防と対策にアロエベラ入りジェル　◉福永敬子……61
月桃の香りは楽園の香り　◉石坪由貴……62
疲れもシュッと吹き飛ばす！リフレッシュ除菌スプレー　◉村田光美……63
つらいアトピーさんに♪ストレスケアもしてくれるジェル　◉楠田直美……64
風邪かな？と思ったらコレ！　◉御子神彩子……65
香りのこよみクリーンアップスプレー　◉墨谷美智子……66
吹き出物や疱疹用スプレー　◉本多由季……67
あら！簡単＆即席　風邪・インフルエンザ感染予防クリーム　◉能勢由美……68
大人とティーンズのためのスポッツクリーム　◉高岡千恵……69
汗っかき夫のために♪あせもクリーム　◉ギル佳津江……70
年々増える花粉症のお客様に効果的！　◉塩田知恵子……71
筋肉痛用ミルクローション＆オイル　◉高他弘美……72
ポッコリお腹をスッキリと　◉竹井文子……73
乾燥してかゆい肌に～やさしい香りの保湿オイル～　◉安藤紗梨……74
小さな子供にもやさしい咳用レスキューブレンド　◉大井雅子……75
便秘解消マッサージオイル　◉小針裕香……76
心も筋肉もリラックス　コリほぐしマッサージオイル　◉中橋朋子……77
ぐっすりお休みブレンドオイル　◉上村信子……78
身体を休ませるためのオイル　◉清水静子……79
子供のためのアトピーケアクリーム　◉五十嵐桂子……80
痛みのマジックリカバリーブレンド　◉杉山智子……81

【アロマ生活】

ゴキブリもバイ菌もこのスプレーで撃退！　◉奥本敬子……84
ウェルカムソープ　◉高木淳子……85
小さな小さな石けんフード♪　◉米田淳子……86
やる気を出したい時、目覚めのひととき、眠れない夜にも使えるルームスプレー
　　　　　　　　　　　　　　　　　　　　　　　　　◉浅香有紀……87
身体にやさしいモスキートバスタースプレー２種　◉原 京子……88
人・犬兼用！万能スプレー　◉島田有紀子……89
ママランナーのセルフケアオイル　◉杉浦裕里江……90
育児の疲れもハーブと塩の力で解消！　◉青柳萌古……91

防虫キャンドル　◉一ノ宮依子……92

【アロマでメンタルケア】

Pick Me Up ピック ミー アップ　◉喜禎松代……94
究極の森林浴！元気をくれる日本の森の香り　◉冨野玲子……95
オリエンタルな雰囲気に包まれる「香油」　◉木下英子……96
アロマティックヨガで不安も吹き飛ぶ！　◉西ゆかり……97
頑張る女性のお守りにリフレッシュ★アロマルームスプレー　◉植木綾子……98
友人達から大好評！瞬時に消臭・殺菌スプレー　◉ランデル洋美……99
夜眠れず、疲れがたまっている子育て中の友人のために　◉東原佳代……100
前向きな心を取り戻す！　◉神代友明……101
深い安心感と癒しを届けてくれました…　◉西村恵里奈……102
ちょっと肩の力をぬくマッサージオイル　◉和田宏子……103
贅沢アロマバスタイム　◉篠山美香……104
そっと寄り添って…　◉重村 愛……105
お休み前に至福のひとときを　◉伊藤尚美……106
介護をされているあなたへ　身体と精神に　◉早田親子……107
心をそっとサポートする甘い練香　◉足立昌子……108
食欲調整やストレス対策にも使える練り香水　◉芝山つかさ……109
気分を明るくしたい時の『HAPPY☆オーデコロン』　◉門永友香……110

【サロンのお客様に大好評♪アロマブレンド】

目のまわりのくすみを解消するフェイシャルオイル　◉黒部 研……114
夏風邪スッキリさわやかブレンド　◉額田美穂……115
記念日にいかが？贅沢ブレンドオイル　◉宮武直子……116
デスクワークの疲れにおすすめ！リラックスアロマオイル　◉井上裕子……117
疲労回復！すっきり爽快ブレンド　◉井本早貴……118
冷えと胃腸の疲れを解消するポカポカブレンド　◉東 陽香……119
自律神経を整える超リラクゼーションブレンド　◉吉村佳寿栄……120
時差ボケにもピッタリ！スパのリフレッシュスプレー　◉嶋田さゆり……121
深い眠りでたまった疲れから解放される　◉片山あづさ……122
美しいボディラインを手に入れる♪おすすめ☆ダイエットブレンド　◉吉田昌世……123
部分使用でも効果大！ヒーリングクリーム　◉吉岡千佳……124
傷ついた自分と現実を受け止め、人生を変えるきっかけとなったレシピ
　　　　　　　　　　　　　　　　　　　　　　　　　◉平賀万里子……125
深い眠りで産後の疲労を回復　◉和田玲子……126
自宅で南国リゾート気分になるヒーリングオイル　◉田中芙未恵……127

筋肉疲労解消ブレンド　　●河内佳世子……128
和精油ブレンドのトリートメントオイル　　●吉仲裕美……129
ココロと身体を繋げるクレイ湿布　　●川口雅代……130

【妊婦さん大満足♪アロマブレンド】
妊娠中の不眠に…親子で朝までぐっすり！　　●川島志津子……132
陣痛を和らげてくれたクラリセージ　　●大國 梓……133
初産の方へのサポートに役立つ陣痛アロマケア　　●高橋なおみ……134
アロマの力でお産がスムーズに！　　●金 さだこ……135
マタニティママのためのビューティケア　　●堀 恵子……136
週２回のトリートメントでむくみのつらさも解消　　●友清浩子……137

❖ イギリスの自然療法事情……140
　・王室から勲章を授与されたセラピスト　キース・リチャード・ハント……140
　・注目される新世代のナチュラルフードショップ　ジェフ・マーチン……142
　・医療現場で活躍するレメディアル・マッサージのプロ　エレイン・トムキンズ……145
　・イギリスの人気アロマセラピスト　ハリエット・ロビンソン……147
　・海外で活躍する日本人アロマセラピスト紹介　浅香有紀さん……149

●ショップ案内
Mont Saint Michel（モンサンミッシェル）……82
ニールズヤード……111
フレグラントアース……112

●スパ案内
ロイヤルオークスパ……138
THE ISLAND SPA ゆるりあ……139

●留学しなくても日本で目指せる！本場英国資格【IFPA認定校】ガイド
ジャパン・エコール・デ・アロマテラピー（JEA）……152
IMSI ザ インターナショナル メディカルスパ インスティテュート……153
フレグラントスタディーズ・ジャパン（FSJ）……153
MH スクール・オブ・ホリスティック・スタディーズ……154
ニールズヤードスクールオブナチュラルメディスンズ（NY）……154
ギルフォードカレッジ・オブ・アロマセラピー（GCA）……155
ペニープライス・アカデミー・オブ・アロマセラピー日本校（PPAA）……155

おわりに……156

遺伝子治療からヒーリングまで
すべて認める国
イギリスのアロマテラピー

　最先端医療や科学で次々と新しい分野を切り開いていくイギリスは、一方で多くの自然療法がごく普通の人々によって利用されている国でもあります。日本と比べてもずっと気軽に自然療法がおこなわれているのです。

　イギリス政府も自然療法を頭から否定することなく、国民の健康に役立つものとなるよう、健全な発展を支援しています。

　たとえば、病院では看護師の業務の一部としてヒーリングがおこなわれています。ある病院では、年間2万件を超えるアロマトリートメントがすべての病棟の患者に対してなされています。

　またイギリスでは、田舎のどんな小さな町でも有機野菜や自然食品、ハーブ、アロマテラピー商品を売る店が必ず1、2軒はあります。ヨガクラスには、日本のように若い女性ばかりではなく、男女を問わず、さまざまな年代層の方が何十年と通っています。

　皇室、保健省、そして国会上院の支援を受けて設立された、ザ・コンプリメンタリー・アンド・ナチュラル・ヘルスケア・カウンシル（The Complementary and Natural Healthcare Council）もあります。

　一定の条件を満たした自然療法や代替療法をおこなうセラピストがここに登録できます。利用者は、このサイトを通じて自分が住む地元で信頼できるセラピストを探すことができるようになっているのです。

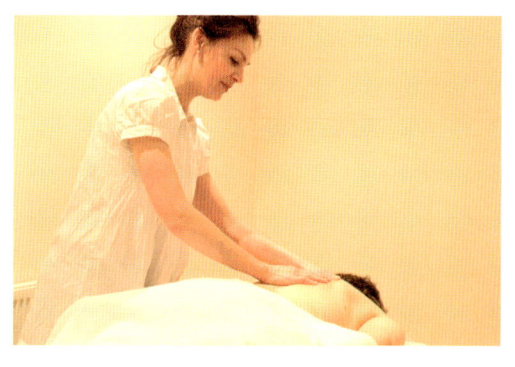

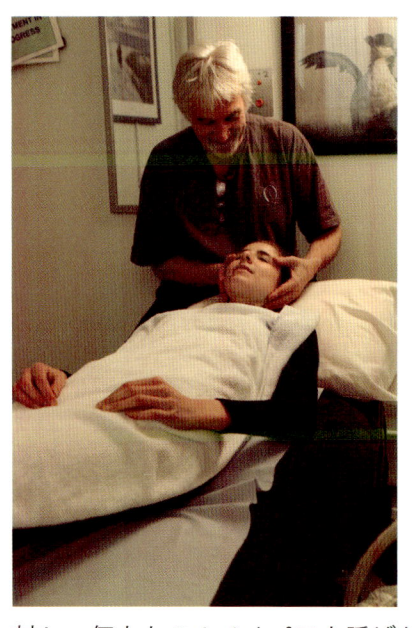

2012年9月の時点では、アロマテラピー、リフレクソロジー、ヒーリング、マッサージセラピー、針治療、レイキ、スポーツセラピー、ヨガセラピー、催眠療法、ナチュロパシー、ボウエンテクニックなどが登録対象療法となっています。

　首都ロンドンのザ・ロイヤル・ロンドン・ホスピタル・オブ・インテグレイテッド・メディスン（The Royal London Hospital for Integrated Medicine）は、ヨーロッパで最大の統合医療病院です。

　ここではさまざまな難病や慢性病に対し、何人ものホメオパスと呼ばれる医師がホメオパシー治療をおこなう一方、アロマテラピーやリフレクソロジー、針治療などの自然療法がナショナルヘルス（日本の国民健康保健制度に相当する）制度内で提供されています。このあたりはだいぶ日本と事情が違いますね。

🍀 イギリスのアロマテラピーはホリスティックアロマテラピー

　古代から私たち人類は、薬用植物を病気の治療に用いてきました。

　19世紀のヨーロッパで世界初の合成新薬であるアスピリンが開発されたのを皮切りに、徐々に合成薬に主役の座を奪われるまでは、精油もハーブもれっきとした「薬」でした。

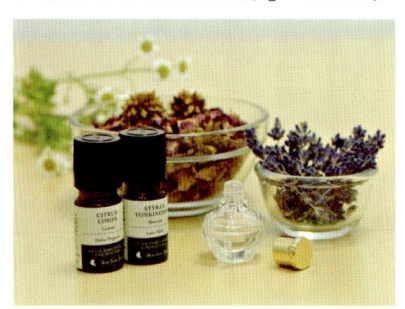

　規模は縮小したとはいえ、フランスでは今でも精油やハーブが医師によって薬として治療に用いられていることに変わりはありません。

　これに対し、1960年代にフランスの療法家、マルグリット・モーリーは従来の「薬」という意味での精油の使

8　　　イギリスのアロマセラピー

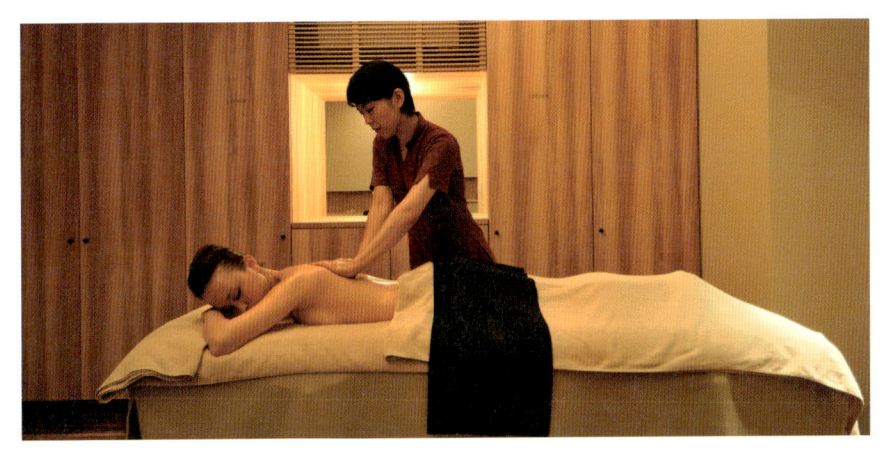

用法に収まらない新しいアプローチのアロマテラピーを提唱しました。

これが、今、日本でアロマテラピーの主流となっている「ホリスティックアロマテラピー」なのです。

ホリスティックアロマテラピーはフランスではあまり支持されませんでしたが、イギリスでは1980年代ごろから大変なブームを巻き起こしたのです。

「ホリスティック」とは？

ホリスティックとは「全人的」もしくは「全体」という意味です。私たちが健やかに生きることができるのは、この「全体」に大きな崩れがなく、ほどほどにバランスが保たれているときなのです。

その「全体」を構成する要素というものを私たちの身体の外と中にざっくりと分けると、

- 外〜毎日の生活や仕事の内容、衣食住といった生活環境、気候や自然環境、社会環境、生まれてから今までの人間関係など
- 内〜親から受け継いだ遺伝的な体質、ものの感じ方や考え方、そこから派生してくる感情や精神状態

になります。

これらが複雑に絡み合い、私たちの身体の健康度が保たれているのです。心の影響を受けやすい自律神経系や内分泌系、免疫系などのバランスが崩れると、さまざまな病気や不調が表れてきます。

そのため、ホリスティックアロマテラピーでは、
- 香りによる感情や精神への働きかけ
- 気持ちがよく、心が安らぐようなトリートメントによる神経系への働きかけ
- 精油の吸収（皮膚、粘膜を介して）によるダイレクト

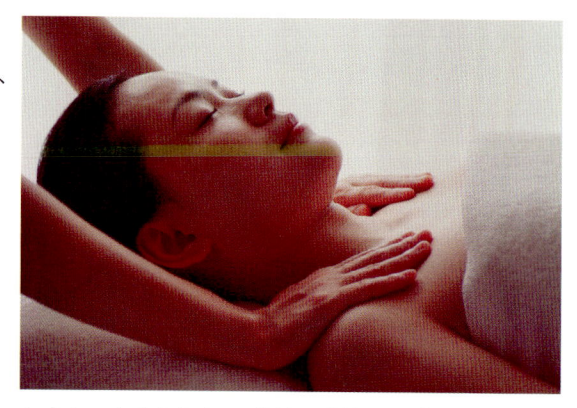

な薬理効果という「セラピー」をおこなうとともに、精神や感情面で「治る力」をサポートするために欠かせない要素〜

　　➡思いやりのある温かい言葉や態度で接する
　　➡不安を和らげ、落ち着くことのできる「場」でおこなう

などにも心を配り、総合的なアプローチを通じてその人の「治る力」を高め、自然に元気を取り戻していただくのです。

　一般の方が気軽に足を運ぶサロンから、深刻な病気を抱えた患者さんのおられる病院まで、アロマセラピストが幅広く活躍している国がイギリスなのです。

　この本に登場するイギリスのIFPAプロフェッショナルアロマセラピスト連盟（International Federation of Professional Aromatherapists）という協会は、イギリス最大のプロのアロマセラピストのための協会です。

　イギリス政府の代替療法・自然療法に関する政策委員会にも出席し、自然療法の健全な発展にも寄与しています。

　イギリスには他にもいくつかのアロマテラピーの協会があります。

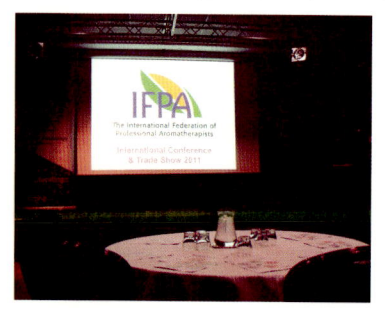

IFA（International Federation of Aromatherapists）という協会は、アロマセラピストの協会として最も古くからある協会です。

Aromatic Medicine for Body & Mind
ボディ&マインドを癒す
～香る薬〈精油〉

🌿 植物はなぜ香りを持つのでしょうか？

　アロマテラピーの主役である香りのエッセンス〜〈精油〉はエッセンシャルオイルとも呼ばれ、植物の花・葉・果皮・樹皮・根・種子・樹脂などに含まれる揮発性の芳香物質です。（＊常温で液体が気体になる性質のこと）

　私たちアロマセラピストがよく使用する精油の数は30〜50種類で、この本に紹介されている精油はその代表的なものですが、もっと珍しいものも含めると精油は何百種類もあります。そして、ひとつの精油に含まれる芳香物質の種類は微量成分も含めると数百種類にものぼることもあります。

　なぜそんなにたくさんの香りがあり、たくさんの物質がひとつの精油に含まれるのでしょうか？

　精油は植物が持つ「生き抜く力」なのです。何億年もの昔、植物の祖先が生まれたときから現在まで、いったん根を張ったらそこから動くことのできない植物が、自然界の過酷な気候や天敵にさらされながらも、生き残るために獲得してきたさまざまな力のひとつが、精油なのです。

　芳香物質は時に、その強い殺菌作用で

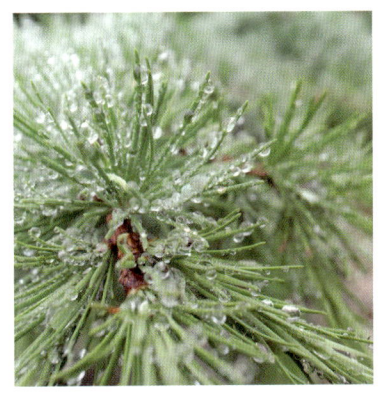

まわりの病原菌から自己を守ります。また、他の植物が育たないような精油成分を発散したり、時には傷つけられた植物から殺菌作用のある成分が発散されると、それを受けて回りの仲間の植物も同じ成分を発散して身を守るというような、情報伝達の役目もするのです。

そして、子孫を残すために、良い香りで昆虫や動物を引き寄せて受粉させたり、種を拡散させたり、逆に天敵の嫌がる香りをさせるなど、さまざまな目的のために植物が次々と新しい芳香物質を作り続けてきた結果、進化すればするほど、芳香物質の種類も多様化していったのです。

私たち人間が、植物の作り出してくれたこの精油を心と体の健康や美しさのために使わせていただく、それがアロマテラピーなのです。

Lets Try Essential oils 精油を使ってみましょう!

芳香浴 Fragrant Air……香りをそのまま楽しむ

リラックス・リフレッシュ・疲労回復・殺菌・消臭など、さまざまな用途があります。芳香器、スプレー、ペンダントなどの携帯用の入れ物などを使用しますが、最も簡単なのは、ティッシュなどに精油をつけてそばに置いておくだけという方法です。

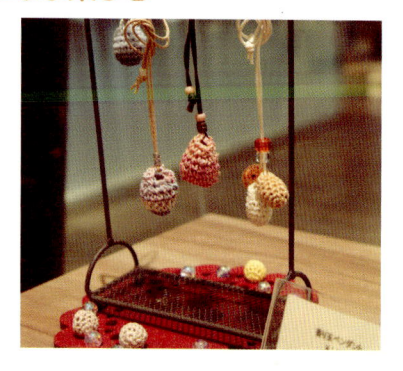

●吸入 inhalation

吸入された精油は、のどや鼻、肺の粘膜に作用し、体内にも取り込まれます。風邪、インフルエンザ、花粉症などの症状の緩和に有効です。

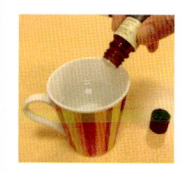

マグカップで花粉症対策：沸騰したてのお湯を注いだマグカップにユーカリ2滴をたらして自分のそばにおいておくか、しばらくの間蒸気を吸入します。かゆみがひどいときはペパーミントを1滴加えます。

洗面器を使ってフェイシャルスチーマー：洗面器に湯気が立つくらいの熱めのお湯を張り、精油を1～3滴ほど滴下してすぐに頭からバスタオルをかぶり、蒸気が逃げないようにして、顔に蒸気を当てます。10分くらいを目安にします。顔を近づけすぎてやけどしないように注意してください。ラベンダーやローズなど美肌効果のあるものを使ったり、風邪を引いたときはティートリーやラヴィンサラ、ユーカリ、ペパーミントなどを使うとよいでしょう。

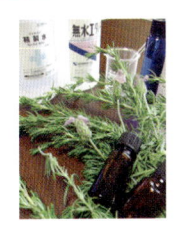

スプレーでお部屋の香りをリフレッシュ：スプレー容器にお好みの精油を6滴と水10mlを入れて、よく振って混ぜてからお部屋の中へスプレーします。一瞬にして香りがお部屋に広がります。

足浴 Foot Bath

精油を使った足浴はこんなときにおススメです。

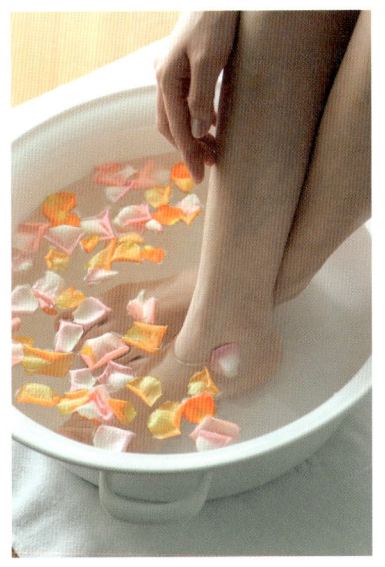

→ 身体が冷えて眠れない
→ 足がむくんでだるい
→ 疲れているのに緊張して眠れない

　血行を促して身体を温め、リラックスしたいときに適しています。フットマッサージの前におこなうことでリラクゼーションがさらに深まり、精油の吸収も良くなります。

　お湯に精油を2～3滴、滴下して混ぜ、足を10分ほどつけます。精油は水には溶けずに表面に浮いてしまうので、乳化剤（バスベースなど）を使うのが安心。

> 足浴ブレンド：バスベース5mlにオレンジ1滴、マジョラム2滴を入れてお湯に加えて足浴します。ぽかぽかしてよく眠れます。

　この他、重曹、牛乳、ハチミツなどに混ぜてからお湯に加える方法などもあります。乳化剤に比べると精油とお水は完全には混ざらないのですが、それぞれの基材の持つ美容効果や温め効果が楽しめます。

Aromatherapy Massage for Beauty & Health
◉美しさと健康のためのアロマボディトリートメント

　精油の使い方で一番気持ちよくて効果的なのは、やはりアロマトリートメント（マッサージ）です。サロンでプロのアロマセラピストにしてもらうのは極上のごほうび。一週間に一回から2週間に1回ほど定期的にトリートメントを受けることで、自分の本来の健康と美しさを取り戻し、維持することができる、気持ちよい究極の健康法です。古代ギリシャの医学者で、「医学の父」と呼ばれたヒポクラテスも芳香マッサージを健康の要として位置づけていました。

Aromatic Skin Care & First Aid Box
◉アロマコスメや救急箱として

　スキンケアや肩こり、痛みや腫れの緩和など、局所的に用います。メンタル面のニーズにもマッチした精油を選ぶとさらに効果的。オイル、クリーム、ジェルなどさまざまな基材に精油を希釈し、皮膚へ塗布できます。皮膚の強さや精油の刺激性の有無などを考慮しながら、精油の希釈濃度を決めます。

> [精油の希釈濃度]
> ➡顔や敏感な肌用……0.5%～1%濃度
> ➡ボディ用……1～2%濃度（痛みやコリ、炎症の緩和などに局所的に用いる際はこれより高濃度のこともあります）
> 精油一滴は0.05mlとして計算します。たとえば、植物油10mlに2%の濃度で精油を混ぜる場合は、10ml × 0.02 = 0.2m ➡ 0.2ml ÷ 0.05 = 4
> つまり、4滴入れれば2%になります。

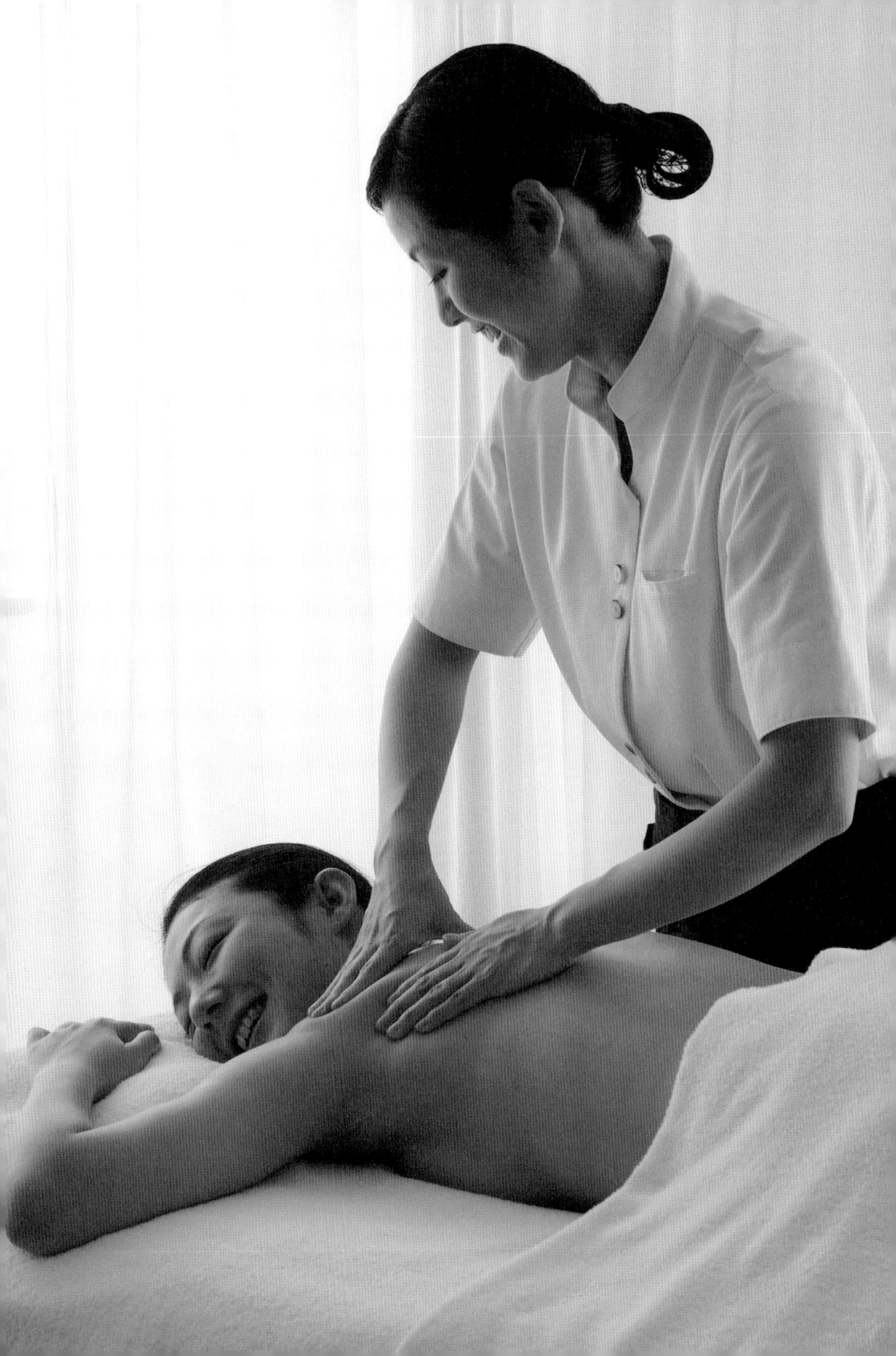

おもな精油の一般的な症状への作用一覧

気分	精油	風邪、インフルエンザ	アトピー	花粉症	うっ血	むくみ	冷え
リラックス鎮静	ラベンダー		○○○		○		
	マジョラム	○			○○○		○○○
	ネロリ				○		
	ロ・カモミール		○○○				
	ジ・カモミール		○○○	○			
	クラリセージ	○			○	○	○
	ベルガモット				○		
	レモングラス						
	メリッサ(レモンバーム)	○	○○				
	ペチグレイン				○	○	
	コリアンダーシード						○
	イモーテル		○○○		○○		
安定	安息香	○			○		
	サンダルウッド	○			○		
	乳香	○○	○				
	ミルラ	○			○		
	パチュリ		○		○	○	
	シダーウッド	○○			○○	○○	
	サイプレス	○○			○○	○○	
	ブラックスプルース	○○			○○		
	スパイクナード		○		○		
	キャロットシード				○○		
幸福感・リラックス	ジャスミン				○		
	イランイラン						
	ローズ		○○				
リラックス調整	オレンジ				○		○
	マンダリン				○		
	ホーリーフ	○					
	ゼラニウム				○○○	○○	
	パルマローザ				○		
	ベルガモットミント		○				
疲労回復リフレッシュ	レモン				○	○○	
	グレープフルーツ				○	○○○	
	ジュニパー	○○			○○	○○	○○
	タイムリナロール	○			○○		○○
	ジンジャー				○○○		○○○
	ブラックペッパー	○			○○		○○
	パイン	○			○	○	○
疲労回復・強壮	ローズマリー	○		○	○○○		○○○
	バジルリナロール						
	ラヴィンサラ	○○○		○			
覚醒・強壮	ペパーミント	○○		○○			
	ユーカリ	○○		○○○	○		
	ティートリー	○○○		○○○			

＊○印の数は作用の強さを表わします。

精油	筋肉痛・こり	痛み	月経不調・更年期障害	イライラ	ウツ	美肌	便秘	不眠
ラベンダー	○	○○○		○○	○	○○	○	○○○
マジョラム	○○○	○○○	○	○○			○○	○○○
ネロリ				○	○○○	○○○		○○
ロ・カモミール		○		○○	○	○	○○	○○○
ジ・カモミー		○		○		○		
クラリセージ	○○		○○○	○		○		○
ベルガモット			○	○○○	○○	○	○	○○
レモングラス	○○	○○○		○	○○			○○
メリッサ（レモンバーム）						○		○○○
ペチグレイン	○			○○	○○○	○○	○	
コリアンダーシード	○	○	○			○	○○	○
イモーテル	○			○○		○○		○
安息香				○	○	○		○○
サンダルウッド				○		○		○○
乳香				○	○	○		○○
ミルラ				○				○○
パチュリ				○		○○		○○
シダーウッド				○				
サイプレス			○	○				
ブラックスプルース	○○			○	○			○
スパイクナード						○		○○
キャロットシード			○			○○	○	
ジャスミン			○○	○	○○○			○
イランイラン	○○	○○		○○	○			○
ローズ			○○○	○	○○○	○○○		○
オレンジ	○			○	○○	○	○	
マンダリン	○			○	○○	○		
ホーリーフ		○			○	○		
ゼラニウム			○○○		○	○○○		
パルマローザ		○	○○	○		○○○		
ベルガモットミント			○		○	○	○	
レモン	○			○○	○○			
グレープフルーツ	○			○○	○○○			
ジュニパー	○○○	○○	○					
タイムリナロール	○○○	○○						
ジンジャー	○○○	○○					○	
ブラックペッパー	○○○	○○					○	
パイン	○○	○						
ローズマリー	○○○	○○			○	○○		
バジルリナロール	○○	○○	○		○○			
ラヴィンサラ	○○	○						
ペパーミント	○○○	○○○			○			
ユーカリ	○○○							
ティートリー	○○○	○						

精油の安全性

　精油には良い作用がある一方、注意すべき側面もあります。私たちIFPA認定アロマセラピストはそれを理解したうえで使用しています。

　日本のアロマセラピストが日常的に使用している精油は安全性が確認されているものばかり。精油は私たちが日常食べている食物と比べて、より毒性が高いとかいうようなものではありません。アロマテラピーでの正しい使用方法や使用量を守って使用する限り、健康を損ねたり、害になるようなことはありませんので、安心してお使いください。

　それでも刺激やアレルギーが心配であれば、使用する前にパッチテストをおこなうことも可能です。精油をマッサージオイルなどに希釈した状態で、背中、腕の内側などに塗布し、48時間様子を見ます。赤み、かゆみ、刺激などが起きなければ安全です。

　パッチテスト中は塗ったところを洗い流すことはできません。パッチテストをしない場合、次の点に気をつければ安心です。

➡ 精油は必ず希釈して使用する。（充分な精油の知識があるアロマセラピストは自分用に希釈しないで使用する場合もあります）

➡ 皮膚の弱い人は精油の濃度を低く抑える。（顔0.5％以下、ボディ1％以下）

➡ 精油はほとんど水と混ざらないので、入浴などに使用する場合は乳化剤（ディスペール、バスベース）を用いて分散させる、

➡ 精油の使用に不安を抱く人には使用しない。

➡ 妊婦さんに通常の方法で使用して、それが原因で流産などが起きた症例はありませんが、安心して利用したい場合は知識と経験のあるIFPA認定アロマセラピストか、同等のレベルのアロマセラピストにご相談ください。

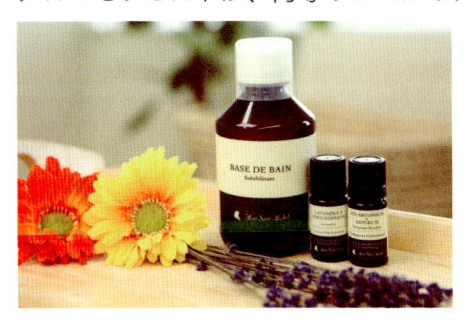

　皮膚に対する刺激やアレルギー（感作）に対する感受性は個人差があります。使用する人の肌の状態があまりよくない場合、皮膚が弱い場合は注意してお使いください。

●刺激性

　精油はさまざまな良い作用を持つ一方で、皮膚に対して刺激性を持つ精油もあります。これらの精油を用いる場合は、使用濃度を低くして使う、お風呂などに入れるときは必ず乳化剤を入れるなどしてください。

　アレルギー体質の方や敏感肌の方、皮膚の弱い乳幼児や高齢者などには使用を控えるか、使用濃度を通常の半分に抑え、他の精油の刺激を和らげる作用があるラベンダーの精油を一緒にブレンドするなど、工夫をして使いましょう。

●アレルギー性

　どんなものでもアレルゲンとなる可能性があります。近年、私たちの免疫機能がバランスを崩してしまっているのでしょうか、昔に比べるとアレルギー体質の方がかなり増えました。

　精油も例外ではありません。もちろん、正しく使っていれば精油での皮膚トラブルは思いのほか少ないのですが、アレルギーを予防するために刺激のある精油を使うときには、基本的に低濃度で使いましょう。お肌に反応が出たら、すぐに水と石鹸で洗い流して様子を見ましょう。ひどくなりそうなら皮膚科を受診してください。

●光毒性（光感作）

　精油成分の一部には、皮膚に塗布した状態で日光などの強い紫外線に当たることで、皮膚を変色させたり、刺激やアレルギー、火傷のような炎症を起こすものがあり、そのような性質を光毒性といいます。

　これらの反応を起こす精油成分には、圧搾法で抽出されたミカン科の精油に含まれるフロクマリン類があります。とくによく知られているのが、圧搾法で抽出されたベルガモットの精油に含まれるベルガプテンなどです。

　これらの精油を皮膚に一定以上の濃度で塗布する場合は、紫外線を12時間避ける必要があります。一般に売られているベルガモットの中には、光毒性成分のベルガプテンが抜いてあるFCF（フロクマリンフリー）という表示のものもあります。これには光毒性はありません。また、マンダリン、スイートオレンジの精油や、水蒸気蒸留法で抽出されたミカン科の精油はフロクマリン類はほとんど含まれず、光毒性はありません。

●その他の毒性

　精油は身体に入ると、血液を介してすべての臓器へと到達します。植物由来の物質ですので、身体に蓄積はしませんが、一度に大量の精油を身体に取り込んだ場合には、脳や腎臓、肝臓などに影響を与える可能性があります。

　皮膚から吸収する精油成分はほんのわずかですから、よほど毒性の強い精油を使用しない限り、少量でこれらの臓器にダメージを与えることはありません。

　この本に出てくる精油は、正しく使用していただくことを前提に、基本的に健康な方であれば安心してお使いいただけます。例外は次の場合です。

①**てんかん持ちの方には使用しないほうが良い精油**

　いくつかの精油は神経を刺激するので、てんかん患者の方には使用しないほうが賢明です。また、妊婦にもできるだけ使用を控えたほうがよいでしょう。

➡ローズマリー、フェンネル

②**女性ホルモンを避けなければいけない病気の方へは使用しないほうが良い精油**

　乳がんや子宮内膜症、子宮筋腫などの治療のため、女性ホルモンを抑える薬を使用している方は、精油においても明らかなエストロゲン様作用を持つ精油の継続的な使用は控えたほうが賢明です。

➡クラリセージ、フェンネル

③**妊婦**

　この本に登場するような一般的な精油は、正しく使用すればお母さんやお腹の赤ちゃんに悪い影響をもたらすようなことはありません。むしろ、私たちが毎日食べている食品の中に含まれる添加物や、大気中や飲料水に含まれる化学物質、家の中で使っている洗剤や消臭剤、殺虫剤など、精油よりもはるかに身体にとって毒性の高い物質が私たちの身の回りには山ほどあるのです。

　妊娠した母体や胎児に対する精油の影響に関しては、アロマセラピストの間でも一致した見解がないのが現状です。

　その中でも、一致している情報としては、神経毒性の高いケトン類を主

成分とする精油の大量の使用は避けるというものです。それ以外に関しては、実際の科学的データに基づいたり、臨床データに基づいて得られた情報ではなく、推測やたんなる思い込みがそのまま一人歩きをしてしまって、妊婦さんもアロマセラピストもむやみに怖がらせてしまっているところがあります。

とはいえ、妊娠中の女性は心身ともにデリケートな状態です。初めてのお産だったり、流産の経験があれば、なおさら神経質になっているかもしれません。不安なら使用しないことです。不安な心が身体に与える影響は大きいからです。

この本にも、妊婦さんを助けてくれたレシピがいくつも紹介されています。アロマテラピーは周産期の妊婦さんの心や身体をサポートしてくれる、頼もしい助っ人ですので、ぜひ、取り入れてみてください。

④乳児

精油は乳児の皮膚や粘膜には刺激が強すぎますので、皮膚への塗布や、顔面の近くでの芳香浴は控えましょう。

とくにペパーミントやそのほかの刺激的な香りの精油は乳児には刺激が強すぎますので使用を控えましょう。

⑤重い疾患を患っている方へのアロマテラピー

深刻な病気や障害を持った方へのアロマテラピーは、ケースごとに注意事項が変わってきますので、必ず十分な知識と経験を持ったIFPA認定アロマセラピストか、同等のレベルのアロマセラピストに相談してください。

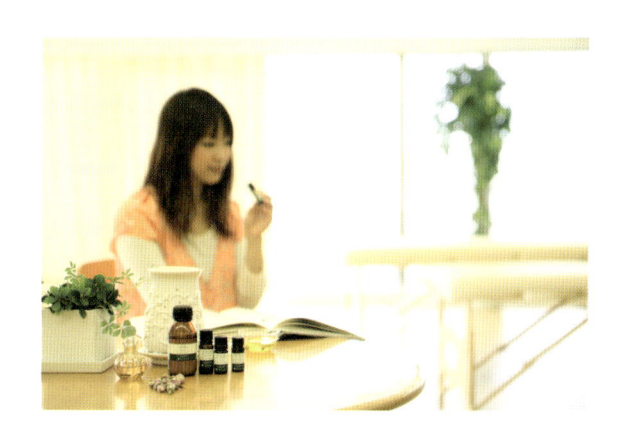

精油の安全性一覧

この一覧表は、精油の大まかな安全性情報です。刺激やアレルギーに関してはリスクがあると表示されていなくても、また、低刺激であるとなっていても、使用される方の体調によっては、反応が出てしまう可能性はゼロではありません。あくまでも、目安として参考にしてください。

精油	刺激性	アレルギーリスク	光毒性	その他
安息香	低	ややあり	なし	
イモーテル	低		なし	
イランイラン	中	ややあり	なし	
ウインターグリーン	高		なし	大量に使用しない
キャロットシード	低		なし	
クラリセージ	低		なし	エストロゲン様作用がある
グレープフルーツ（圧搾）	低〜中		低	
クローブ	高	ややあり	なし	大量に使用しない
月桃	低〜中		なし	
コーンミント	高		なし	大量に使用しない
コリアンダーシード	低		なし	
サイプレス	低〜中		なし	
サンダルウッド	低		なし	
ジ・カモミール	低〜中		なし	
シダーウッド	低		なし	
シトロネラ	高	ややあり	なし	
ジャスミン	低		なし	
ジュニパー	低〜中		なし	
ジンジャー	高		なし	
スイートオレンジ（圧搾）	低		なし	
杉	低〜中		なし	
スパイクナード	低		なし	
スペアミント	高		なし	大量に使用しない
ゼラニウム	低〜中		なし	
タイムリナロール	低〜中		なし	
ティートリー	低〜中		なし	
ナツメグ	低		なし	大量に使用しない
乳香	低		なし	
ネロリ	低		なし	
パイン	低〜中	ややあり	なし	
バジルリナロール	低〜中		なし	
パチュリ	低		なし	
ハニーマートル	高	ややあり	なし	
パルマローザ	低		なし	
ビターオレンジ（圧搾）	低〜中		強（1.4%）	

精油	刺激性	アレルギーリスク	光毒性	その他
ヒノキ	低〜中		なし	
フェンネル	中		なし	大量に使用しない、エストロゲン様作用あり
フラゴニア	低		なし	
ブラックスプルース	低〜中	ややあり	なし	
ブラックペッパー	高		なし	
ベイローレル	低〜中	ややあり	なし	大量に使用しない
ペチグレイン	低		なし	
ペパーミント	高		なし	大量に使用しない
ベルガモット	低		強（0.4%）	
ベルガモットミント	低		なし	
ホーリーフ	低		なし	
北海道モミ	低〜中	ややあり	なし	
マジョラム	低〜中		なし	
マンダリン（圧搾）	低		なし	
ミルラ	低		なし	
メリッサ（レモンバーム）	高	ややあり	なし	
ヤロウ	中		なし	大量に使用しない
ユーカリグロブルス	低〜中		なし	
ユズ	低〜中		不明	
ライム（圧搾）	低〜中		強（0.7%）	
ラヴィンサラ	低〜中		なし	
ラベンダー	低		なし	
レモン（圧搾）	低〜中		中	
レモングラス	高	ややあり	なし	
レモンバーベナ	中〜高	ややあり	不明	
レモンユーカリ	高		なし	
ロ・カモミール	低		なし	
ローズ	低		なし	
ローズウッド	低		なし	
ローズマリー	低〜中		なし	大量に使用しない

＊一覧表の見方

刺激に関して	低：どなたでも安心して使用できます。
	低〜中：敏感肌の方の場合や、古くなった精油で刺激を起こす場合があったり、お風呂に入れると刺激を感じる場合があるかもしれません。
	中：皮膚の敏感な方は高濃度で使用したり、お風呂に入れると刺激を感じる可能性があります。
	中〜高：低濃度で使用し、お風呂に入れる場合は乳化剤を使用したほうがよいでしょう。
	高：低濃度で使用することをお勧めします。皮膚に原液で使用すると刺激になります。
アレルギーのリスクに関して	ややあり：必ずアレルギーを起こすわけではなく、アレルギー体質の方は注意するものです。低濃度で使用してください。

光毒性	低：4％以下の濃度で使用する、もしくは塗布部分は12時間紫外線を避ける
	中：2％以下の濃度で使用する、もしくは塗布部分は12時間紫外線を避ける
	強：（　　　）の濃度以下で使用する、もしくは塗布部分は12時間紫外線を避ける
	不明：光毒性が確認されていないので、念のため、塗布部分は12時間紫外線を避ける
その他	「大量に使用しない」と書かれているものは、少量で効果があっても、大量に使用すると身体に問題を起こすリスクが大きいものです。

保存と取り扱いについて

・精油は空気に触れると徐々に酸化します。光や高温は酸化を早めます。酸化した精油は皮膚に刺激やアレルギーを起こしやすくなりますので、精油は光や高温を避けて冷暗所（冷蔵庫など）に保管し、使用期限を守って使用しましょう。また、できるだけ精油の瓶のふたを開けっ放しにしないようにしましょう。

・ニスや漆などの家具の塗装、プラスチックなどを溶かす性質があるのでこぼしたらすぐにふき取ってください。

・作ったブレンドクリームやオイルはアロマテラピー専用の溶けない材質の容器に入れ、冷暗所で保管し、できるだけ早く使い切ってください。

・子供の手の届かないところに保管してください。

・精油は飲まないでください。

・精油が目に入ったらすぐに清潔な水で洗い流してください。

・精油をむやみに動物に使用しないでください。

精油はアロマテラピーの主役、本物を選びましょう

　市販されている精油の中には自然のままの成分ではなく、合成された香料が混ぜられているものがあります。精油は薬や化粧品としての登録がされておらず、雑貨品として扱われているので、合成香料が入っていても法律的に問題はないのです。

　しかし、そういう合成の香料で作られた、またはそういうものが混ぜられた精油は、本来の精油の効果は期待できず、逆に問題を起こすリスクがあります。信頼できる品質の精油を手に入れるところから始めましょう。「精油」と言わずに「アロマオイル」と言っているものは、とくに合成の可能性が高いので気をつけましょう。「精油」の定義は「植物から水蒸気

蒸留法で分離した揮発性芳香成分」です。
　本物を手に入れるために、できるだけ下記の情報が精油一本一本や、カタログに明記されているものを選んでください。
　＊精油の学名
　＊産地
　＊抽出方法
　＊使用期限
　＊ロット番号
　ロット番号ごとに精油成分の分析表を提供してくれるところは精油の信頼性が高いことを示しています。

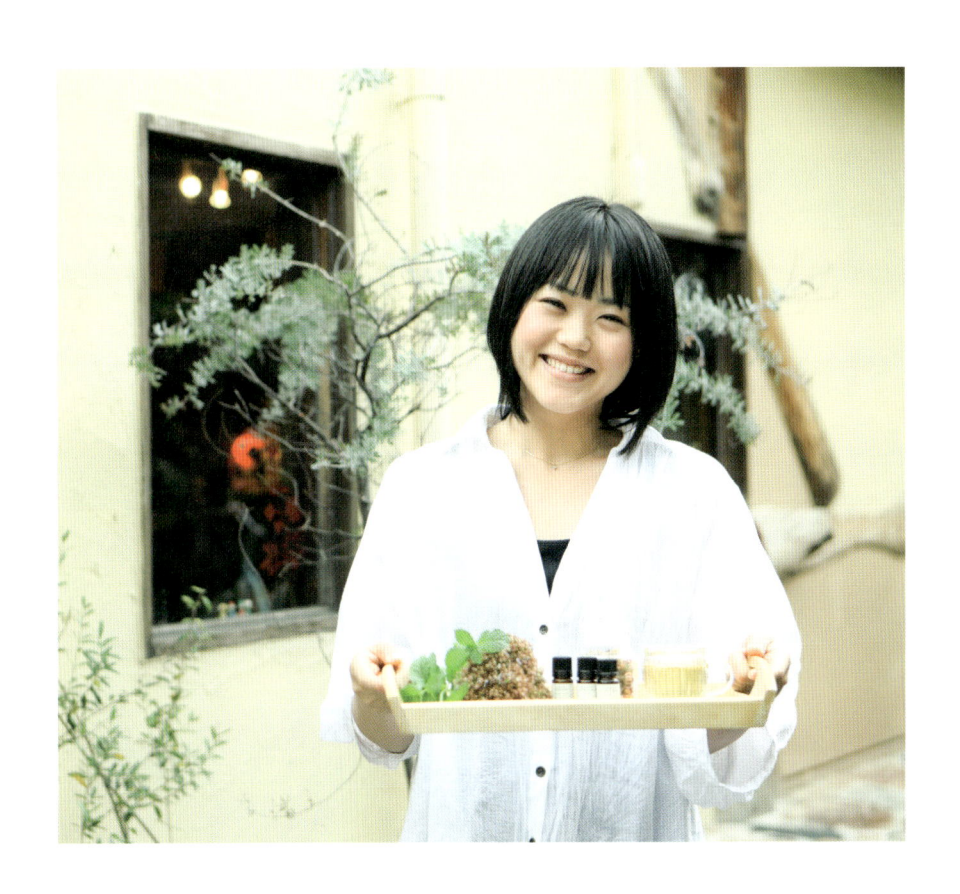

アロマテラピーの名脇役！基材のいろいろ

アロマテラピーでは、精油ばかりではなく、精油を希釈する基材そのものにもたくさんのバリエーションがあります。用途、目的に合わせて選ぶと効果も楽しさも UP！ ここに紹介したのはこの本に出てくる基材の主なものです。まだ、試したことがないものがあれば、是非一度お試しください。精油の活用の幅がぐんと広がります。

植物オイル	特性
スイートアーモンド Prunus dulcis	伸びが良く、浸透性もあり、においや色が少ないので使いやすい。かゆみや炎症を緩和する。
ホホバ Simmondsia chinensis	精製されていないものはきれいなゴールデンカラーをしている。人間の皮脂に似た液体ワックスで、乾燥肌にもオイリー肌にも適している。ほぼ酸化しないため、あたためて使用するのにも適しています。
グレープシード Vitis vinifera	浸透性、伸びが良く、べたつかない軽いオイル。きれいな緑色をしている。
アプリコットカーネル Prunus armeniaca	スイートアーモンドに似た性質だが、より敏感肌に適している。
ゴマ（セサミ） Sesamum indicum	インドの伝承医学であるアユルヴェーダで使用される。抗酸化作用があり、毒素排出に良い。マッサージ用のセサミオイルは匂いや色が薄い。
小麦胚芽 Triticum vulgare	ビタミンやミネラル、特にビタミンEを多く含み、血流を促進し、傷の修復、アンチエイジング、乾燥肌によいが、色や香りが強いので、ボディマッサージオイルとして使うなら、他のオイルで薄めて使用すると良い。
月見草 Oenothera binennis	イブニングプリムローズとも呼ばれる。ガンマリノレン酸という脂肪酸を含むことで抗アレルギー、抗炎症作用を持つ。この脂肪酸をより多く含むオイルにボラージュオイルがある。酸化が早いので保管するときは冷暗所で。
アボカド Persea gratissima	畑のバターと呼ばれて、ビタミンやミネラルを多く含む。アンチエイジング、乾燥肌によい。粘性が高く、緑色をしているので、ボディマッサージオイルとして使うなら、他のオイルで薄めて使うと良い。
ローズヒップ Rosa canina, R.acicularis	皮膚の創傷や、やけどなどの治癒促進に良く、また、しみを抑制する美肌効果が高く、フェイシャルトリートメントやフェイスクリームに向いている。酸化が早いので、冷暗所に保管し、早めに使い切ると良い。
オリーブ Orea europaea	保湿、浸透が良く、抗炎症作用がある。そのため、やけどのあとや、かゆみ、あれ肌、リウマチ、打ち身や捻挫などに使用される。妊娠線の予防にも良い。
椿 Camellia japonica	日本では伝統的にヘアオイルとして用いられてきたが、皮膚への浸透が良く、皮膚も髪も乾燥から守る。紫外線のＵＶＢをカットするとされ、しみの防止に役立つと考えられる。精製されていないものはきれいなゴールデンカラーをしている。
ココナッツ Cocos nucifera L	熱や光による皮膚の乾燥や炎症を防止し、夏の気分を盛り上げる香りがある。気温が低いときには固形化する。酸化しにくく、ダイエット効果ほか、健康に良いオイルとして注目されている。
マカダミア Macadamia ternifolia	マカダミアに含まれるパルミトオレイン酸は子供の肌に多く含まれるため、アンチエイジングに良い。浸透が良く、酸化に強い。
ライス Oryza sativa japonica	米ぬかオイル。皮膚に潤いを与え，しっとり柔らかなお肌を作る。

植物オイル	特性
ヘンプシード Cannabis sativa	麻の種からのオイルで、オメガ3とオメガ6脂肪酸を理想的な比率で含むほか、ビタミンやミネラルが豊富。乾燥肌や、アトピー肌に良いが、酸化しやすいオイルなので、新鮮なうちに使用したほうが良い。
フラックスシード Linum usitatissimum	亜麻仁油とも呼ばれ、オメガ3脂肪酸のアルファーリノレン酸を多く含み、炎症を抑える作用があるため、乾燥肌やアトピー肌に良いとされる。酸化しやすいオイルなので、新鮮なものを使用する。
レッドラズベリーシード Rubus idaeus	濃いゴールデンカラーのオイルで、オメガ3やオメガ6の必須脂肪酸、ビタミンE、ビタミンAを多く含む。皮膚の炎症や酸化を防ぐ作用がとても高く、日焼けによるダメージや老化から皮膚を守り、アトピーや乾癬などの皮膚疾患にも良いとされる。
キャロット Daucus carota	ニンジンの根茎の成分が溶け込んだ浸出油で、あれ肌、乾燥肌、皺、皮膚の老化を防ぐアンチエイジング効果が高い。濃いオレンジ色
カレンデュラ Calendula officinalis	マリーゴールドの花の成分が溶け込んだ浸出油で、アトピー性皮膚炎や炎症を起こしている肌に抗炎症作用を持つ。黄色からオレンジ色をしている。
セントジョンズワート Hypericum perforatum	うつ病のハーブとして知られているセントジョンズワートの花の浸出油で、皮膚に使うと炎症を鎮め、神経痛や関節などの痛みなどにもよい。茶〜赤い色をしている。
アルニカ Arnica montana	アルニカの花の浸出油で、打撲、捻挫、リウマチの痛みや、関節の痛み、スポーツ後の筋肉痛などに良い。ただし、皮膚に少し刺激があるため、使いすぎないように注意し、敏感肌の人は気をつける。
サジー（ヒッポファエ） Hippophae rhamnoides L.	シーバックソーンオイルとも呼ばれ、皮膚の炎症を緩和し、抗酸化作用があることから、アンチエイジング、皮膚の創傷や潰瘍の治癒を促進する、皮膚炎の炎症を和らげるなどの効果がある。
ココアバター Theobroma cacao	カカオ豆から取れる固形状の植物性脂で、体温で温まると液状になる。皮膚の傷跡を消す効果、エモリエント効果がある。ねっとりしたバター状なので、マッサージクリームやリップクリームなどを作るときに使うことができる。
シアバター Butyrospermum parkii	ココアバターのように固形状の植物性脂で、体温で温まると溶ける。ビタミンA、Eを多く含み、炎症や酸化を抑制し皮膚の乾燥を防ぐ。多く含まれる非ケン化性脂質はステロイド構造を持ち、アトピー性湿疹などのアレルギーを緩和すると考えられている。ただし、純粋なシアバターでないと、アトピーを悪化させる場合もあるようなので品質をよく吟味する必要がある。

その他の基材	特性
ウィッチヘーゼル水 Hamamelis virginiana	ハマメリス水とも呼ばれ、アメリカマンサクの樹皮や葉を蒸留したもの。抗炎症、収斂作用が高く、赤く熱を持ったお肌や、ニキビ肌に使用される。
芳香蒸留水	ヒドロラーテ、ハイドロラット、フローラルウォーターとも呼ばれる。精油の蒸留過程で産出される副産物。種類は精油の数ほどあるが、ローズウォーターやネロリウォーターは大変香りが良く、化粧水など、アロマコスメ作りにも使用される頻度が高い。ローズマリーウォーターやペーパーミントは皮膚の引き締めや殺菌作用もあって、リフレッシュ感が高い。
乳化ワックス	植物性のロウ成分からなり、油脂やミツロウと水分を使ってクリームを作る際に、油と水が分離しないように加えるもの。
バスベース（乳化剤）	風呂や足浴の際、精油を加える場合に、精油が水に均一に分散するようにするもの。乳化剤を使わずに風呂の水などに混ぜると、精油の種類によっては精油が水の上に浮いて肌に刺激となるが、これを用いることで防止することができる。メーカーなどにより、使用量は異なる。

その他の基材	特性
ディスペール（乳化剤）	精油を水分に混ぜて化粧水を作ったり、うがい薬を作ったりする際、精油の種類によっては皮膚や粘膜に刺激になるため、精油を均一に水に分散させ、そのようなリスクを軽減するために使用するもの。メーカーなどにより使用量は異なる。
クリームベース	アロマテラピー用に開発された基材で、精油を加えるだけでよいのでとても便利。芳香蒸留水を加えて乳液に、オイルを加えてリッチなナイトクリームになるものもある。
ジェルベース	アロマテラピー用に開発された基材で、精油を加えるだけでよいのでとても便利。べとつかず、すぐに吸収されるので、精油を早く浸透させたいとき、出先でさっとつけたいときなどに良い。
グアーガム	グアー豆からとれる水溶性の天然多糖類で、アロマコスメ作りには乳化剤として用いたり、化粧水の粘性を高めたり、ジェルベースを作るために使用される。
塩	身体を温め、発汗作用、毒素排泄作用があるためバスソルトの材料になる。塩化ナトリウムだけを含む精製塩ではなく、ミネラル成分がたくさん含まれる自然のままの塩を使用すると良い。
重曹	発汗作用、毒素排泄作用、皮膚の柔軟・洗浄作用がある。これらの材料に精油を加えてバスソルトとして使うことができる。クエン酸を加えると泡の出るバスボムもできる。薬局で販売している日局の重曹は精製度が高く、皮膚や粘膜にも安心して使える。強アルカリ性で温泉成分でもある。
クエン酸	食品添加物としても使用され、強酸性なので殺菌作用に働くほか、アルカリ性の石鹸汚れを落とすために使われる。バスボム作りの材料となる。
水	薬局で買える精製水、ミネラルウォーター、イオン水など、目的に合わせて使用する。
アルコール	無水エタノールは精油を溶解するため、香水のベースに使用されたり、スプレーの水に加えて使用されるほか、一般的には、殺菌目的でも使用される。同じアルコールでもメタノールは使えない。無水エタノールは薬局で購入できるが、代わりにアルコール度数の高いウォッカや焼酎などで代用することもある。
グリセリン	油脂から分離される成分で、無色でとろりとした質感をもつ。保湿、柔軟作用があり、芳香蒸留水を使って手作りの化粧水を作る際に、保湿効果を高めるために少量加える。薬局で購入できる。
ワセリン	ベビーオイルと同じ鉱物性の軟膏。皮膚に吸収されず、皮膚の上に残るので、水分の蒸発を抑え、乾燥や刺激から肌を守る。ビタミンや脂肪酸を含まず、酸化しない。精油をゆっくり吸収させ、効果を持続させるために便利。
クレイ	鉱物を主成分とする粘土。酵素やミネラルを含む、吸着、殺菌、冷却、収斂効果があるので、毛穴の詰まり、皮膚の汚れを浄化したいとき、ほてった肌のパックによい。カオリン、モンモリオナイト、ベントナイトなど種類が豊富なので、肌のタイプに合わせて使用すると良い。
蜜蝋（ミツロウ）	保湿、殺菌、角質軟化、被覆、抗炎症作用があり、アロマコスメ作りではクリームの材料として使用される。精製度により色や匂いに違いがある。
蜂蜜（ハチミツ）	皮膚の保湿、殺菌、消炎作用があり、入浴剤、パック剤に用いられる。ニュージーランド原産のマヌカハニーは、とくに殺菌作用や抗酸化作用が強く、皮膚の疾患やアンチエイジングにも用いられる。

アロマで手作りコスメ

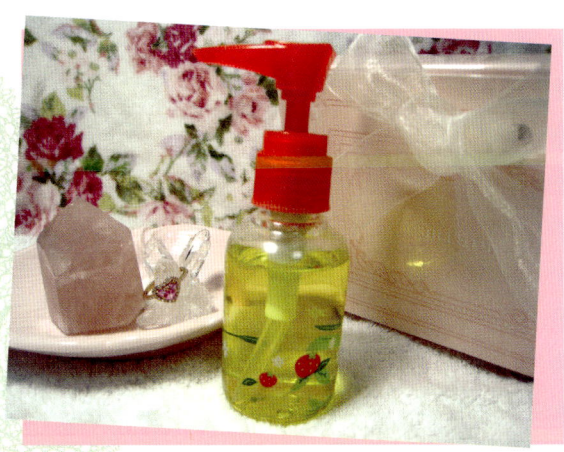

ハニーバスで
安心感に包まれて…

Episode

忙しいときは「ハチミツ」。
ハチミツは別名ビューティーハニーといわれます。ハチミツにオイルを加えた簡単美容レシピのご紹介です。
美容にも手をかけたいけれども時間に余裕がなくて、とお悩みの方。忙しいときほど肌も荒れ、体はむくみがちで、風邪などの感染症にもかかりやすくなります。そのような時こそ精油の力を利用して、美肌と健康を目指してほしいのです。

ハチミツには保湿、殺菌、毛穴の汚れ落とし、美白、冷えの改善などの作用があり、忙しい女性にぴったりの強い味方です。また、ローマンカモミールは独特のリラックス効果があり、疲労・肩こり・腰痛・便秘の改善や誘眠作用もあります。

安心感に包まれたい時におすすめの入浴剤です。

Recipe

60ml(約4回分)の容器を準備します。その中に材料のすべてを入れ、よく混ぜ合わせたら完成！
本当に簡単なレシピなのでぜひ試してみてください。琥珀色の輝きや甘くておいしそうな香りで、作っているときからとても幸せな気分になりますよ。

ローマンカモミール	Anthemis nobilis	2滴
ラベンダー	Lavandula officinalis	4滴
ビターオレンジ	Citrus aurantium v. amara	7滴
ツバキ油		大さじ2
ハチミツ		大さじ2

柑橘系の爽やかなビターオレンジに、やさしい香りのラベンダー、フルーティーで温かい香りのローマンカモミールの組み合わせが体のバランスを整え、リラックスさせてくれます。保存は冷暗所で2カ月です。ブレンドしたツバキ油は美肌になるだけではなく、ダメージを受けた髪にもうるおいを与えてくれます。また、酸化されにくいため扱いが簡単で、忙しい方の全身トリートメントにぴったりなのです。植物油であれば、ツバキ油でなくてもかまいません。
その場合は早めに使い切るようにしてください。

吉澤 裕子さん amulet, SYSTEM K

アロマと私	現在九州大学薬学部に在籍中。大学1年生のころからアロマの魅力にひかれ、現在はストレスに対してや美容に関するアロマテラピーを提供しています。薬学の専門家としての観点からアロマのレシピを考案していて、心からホッとできるレシピが好評。
学校	ギルフォードカレッジ オブ アロマテラピー(GCA)
資格	国際資格IFPA認定アロマセラピスト ナード・アロマテラピー協会アロマ・アドバイザー

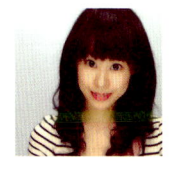

ハチミツ風呂

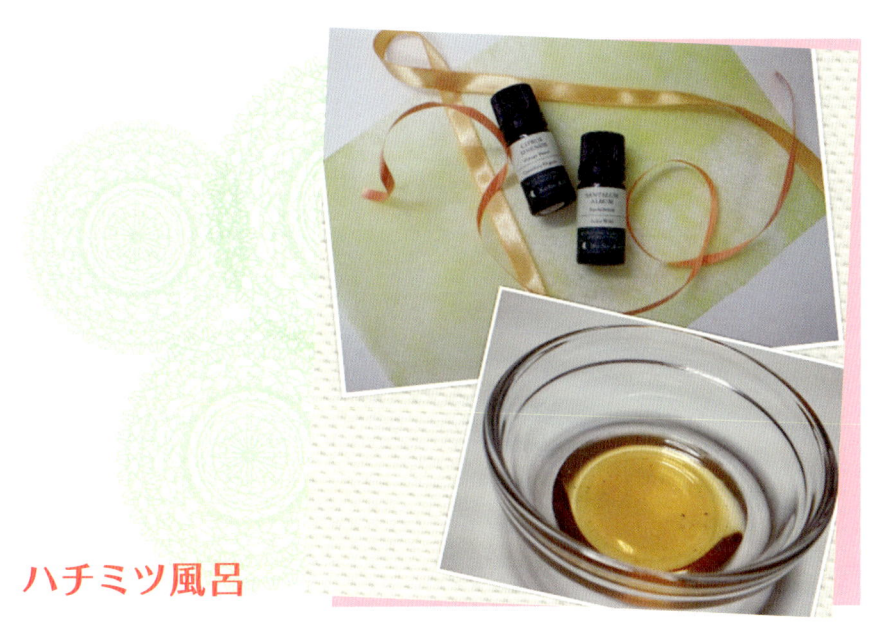

Episode

お風呂に入る時に、何かリラックスできて、お肌にもよいブレンドはないかといろいろ試した中で、一番お気に入りのブレンドです。

柑橘系の中でも甘い香りのスイートオレンジと、瞑想にも使われるほど鎮静・リラックス効果の高いサンダルウッド。お風呂で温められて、まず香り立つ華やかで明るいオレンジから、重厚感のあるサンダルウッドへと香りが移り変わる様子は、滑らかな曲線を思わせるような自然でやさしい移ろい。オレンジの香りを嗅ぎながら、気がつけばサンダルウッドに変わっていた時の幸福感が大好きです。

ハチミツをベースにしているので、お風呂上がりのお肌はしっとりスベスベです。

Recipe

スイートオレンジは血行やリンパの流れをスムーズにするので、お風呂上がりはポカポカが続き、疲れをとってくれます。サンダルウッドは乾燥したお肌をしっとりやわらかく潤します。いずれもリラックス・抗ウツ作用のある精油で、心にもやさしく働きかけます。ハチミツの保湿・消炎作用で、しっとり感アップ！ビタミン・ミネラルも豊富に含まれるのでお肌への栄養補給もバッチリです。

スイートオレンジ	*Citrus sinensis*	4滴
サンダルウッド(白檀)	*Santalum album*	2滴
ハチミツ		大さじ2

＊すべての材料を混ぜるだけです。

笠岡 亜紀さん　ロイヤルオークスパ アンド ガーデンズ　http://www.royaloakhotel.co.jp/

アロマと私　もともとアロマが好きで、よくトリートメントを受けに行っていました。ある時ハーブに興味を持ったことをきっかけに精油にも興味を持ち、もっと勉強したいと思いJEAに入学しました。学んでいくうちにお仕事にできれば…と思い、今の職に就くことができました。

学校　ジャパン・エコール・デ・アロマテラピー(JEA)

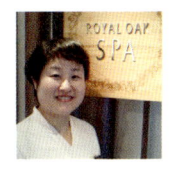

馬油でしっとり
フェイス&フットクリーム

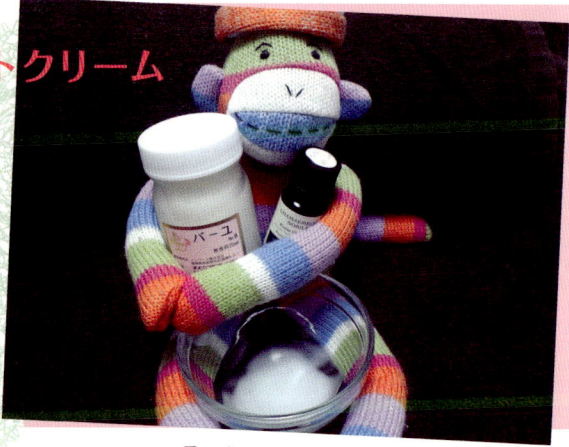

Episode

「アロマを身近に感じてほしい！」という思いから、「こんなに簡単!?」と思ってもらえるよう、ドラッグストアでも手に入り、昔から日本人に馴染みのある「馬油」をアレンジしました。
「アロマって興味あるけれど、いろいろ揃えるのが大変…」と思っている方にも手軽に作っていただくことができ、何より効果抜群！

【馬油の特徴】
♪ドラッグストアなどで手に入る！
♪オレイン酸などを含み人間の皮脂成分に近い！だから、お肌にやさしい！
♪皮膚浸透性に優れ、血行促進の効果あり！
♪顔、体全体だけでなく髪の毛にも使える、まさに万能！
♪無臭なので、好きな精油をアレンジできる！

どちらのレシピも混ぜるだけの簡単レシピです。

Recipe

【フェイスクリーム】 乾燥したお肌にネロリやゼラニウム、ローズなど、自分が好きな精油をチョイスしてもよいと思います。乾燥がひどい時は入浴前に顔に塗り、そのままお風呂でスチームパック♪クルクルとマッサージすれば血行もよくなり、ツヤツヤしっとり♪香りでリラックス…また、化粧下地としても使え、仕上がりはツヤツヤです。

ラベンダー	*Lavendula Angustifolia*	1滴
ローマンカモミール	*Anthemis nobilis*	1滴
馬油		10g

【フットクリーム】 むくんでつらい足に冷えている時はジンジャーなどをブレンドしています。足裏にすりすり、ツボをマッサージ。足首にもすりすり、冷えやむくみのツボをクルクルと押します。オイルみたいにべたつかないので、拭く必要もなく、すぐに靴下も履けます。足元ポカポカ、かかとツルツル。

サイプレス	*Cupressus sempervirens*	1滴
ジュニパーベリー	*Juniperus communis*	1滴
グレープフルーツ	*Citrus paradisi*	1滴
馬油		10g

北岸 洋子 さん

アロマと私 私自身、辛い経験をした後にアロマテラピーに出合いました。「あの時アロマに出合っていたら、乗り越えられていたかも…」そんな思いを私以外の人にしてほしくありません。アロマテラピーには言葉を使わずとも人を元気にする不思議なものがあります。
一人でも多くの方がアロマテラピーと出合えますよう、私がお手伝いできたら…と思っています。

学校 ジャパン・エコール・デ・アロマテラピー(JEA)

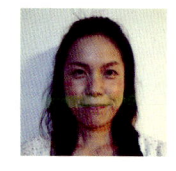

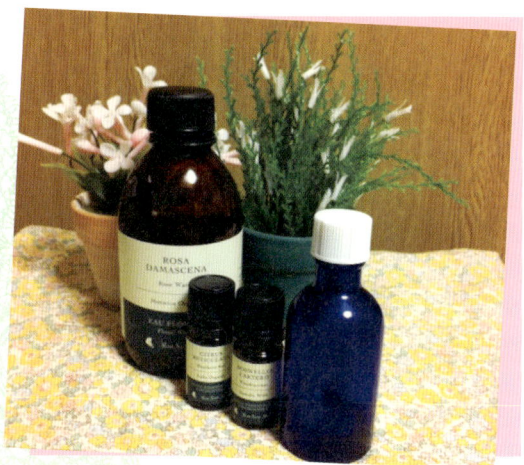

年齢を問わず家族みんなが使える
しっとり化粧水

Episode

もともと乾燥肌で年齢を重ねるごとに目尻のしわやたるみが気になり始めていましたが、この化粧水を使い始めてからは、うれしいことに気にならなくなりました。

肌をやわらかくし、保湿効果に優れていて、気になる乾燥や加齢によるしわやたるみを防ぎます。細胞の成長を促進する働きもありますのでくすんだような肌をよみがえらせ、美肌効果も期待できます。

私の家族は、小学生の姪から60代の母まで年齢差を問わずこぞって使用しています。

Recipe

古代エジプトではフランキンセンスは若返りのパックとして使用されていたともいわれています。収斂作用や、肌を引き締め、しみやしわ・たるみを防ぐことができます。また、傷ついた皮膚の回復を早める効果も期待でき、あかぎれなどの改善にも役立ちます。
マンダリンは皮膚をやわらかくしたり、細胞の成長を促進したりする働きがあり、しわやにきびをなくして肌をなめらかに整えてくれます。どちらも刺激が少なく安全な精油です。グリセリンは保湿成分ですのでお好みで調節してください。

フランキンセンス(乳香)	*Boswellia carterii*	7滴
マンダリン	*Citrus reticulata*	5滴
ローズ芳香蒸留水		40ml
グリセリン		20ml

黒多 伸代さん

アロマと私 私の母は肩こりがひどく、少しでも改善できる方法はないかと探していたところ行き当たったのが、アロマの世界でした。初めは香りを楽しむものだと思っていましたが、植物によってさまざまな効能があることを学び、知れば知るほどおもしろくなりました。母を癒せる技術はまだまだ未熟ですが、自分自身にも活用でき、化粧水や美容液などを自作したりと、今では日々の生活になくてはならないものとなっています。

学校 ジャパン・エコール・デ・アロマテラピー(JEA)

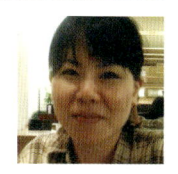

カンタン！美肌化粧水

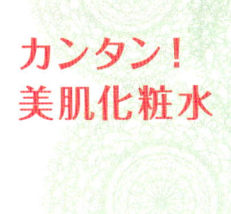

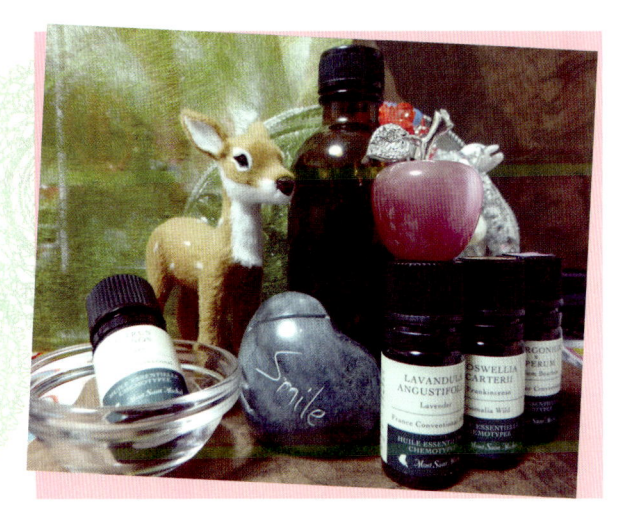

Episode

「自分のことは自分が一番よく知っている！」
昔から、顔にニキビや吹き出物ができやすい体質で、学生時代は1日に何度も洗顔をしていました。洗いすぎは肌への負担が大きくあまりよくないと知り、社会人になってからは、基礎化粧品にこだわるようになりました。肌に合わなければ変え、飽きてはまた変え、やがては高価なものばかりに手を出すようになっていました。

いろいろな種類を試しているうちに、肌の状態は一定ではなく少しずつ変化している、どの化粧品も肌が慣れるまでの一時的な効果だ、と気づきました。

それなら自分の肌にぴったりの基礎化粧品を自分で作ろう！と、精油の持つ力を勉強して、今に至ります。

もう何年も手作り化粧品を作って使っていますが、既製品ばかりを使っていた当時よりも肌の調子が格段によくなってきています♪

Recipe

最近流行りのゆずの化粧水。
このレシピは、ほんのりゆずの香りがする癒し系の化粧水です。すべてを容器に入れ、混ぜれば、完成！冷蔵庫に保管して、2週間以内に使い切ってください。
ラベンダーはニキビに効果的、ゼラニウムは皮脂のバランスを整え、ゆずは毛穴ケアと美白に、フランキンセンス（乳香）は肌の老化を抑える効果があります。
私はお風呂上がりに、顔や全身にパシャパシャと浴びるようにつけているので、すぐに使い切ってしまいます♪
邪魔にならないふんわりとしたやさしい香りが、深い眠りへと導いてくれます。乾燥肌の方は、グリセリンを多めに入れることをおすすめします。

ラベンダー	Lavandula angustifolia	2滴
ゼラニウム	Pelargonium graveolens	2滴
ゆず	Citrus junos	1滴
フランキンセンス(乳香)	Boswellia carterii	1滴
精製水		90ml
無水エタノール		5ml
グリセリン		5ml

福田 桃子さん

アロマと私 大阪で働くOLです。オフィスでは、同じ姿勢で一日中パソコンに向かい黙々と作業をしているので、帰宅する頃には、目や肩、腰にずっしりと重みを感じます。この疲れを明日へ持ち越さないよう、1日の終わりにはなるべく時間をかけてセルフマッサージをおこなうようにしています。その時に欠かせないアイテムが、この精油たちです！

学校 ジャパン・エコール・デ・アロマテラピー(JEA)

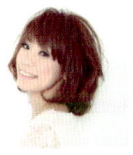

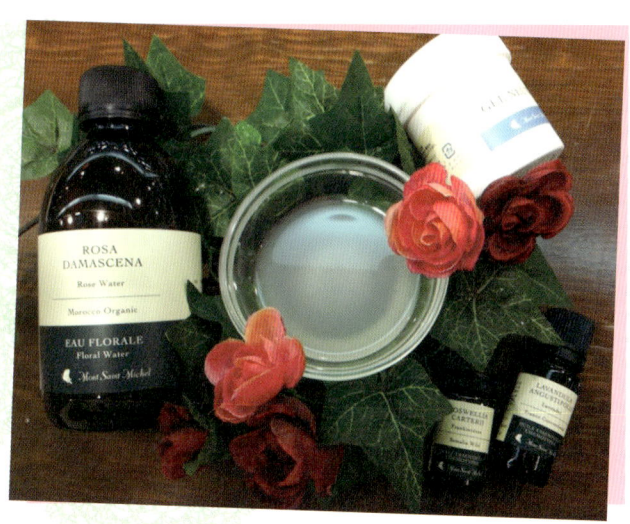

しっとりジェル化粧水

Episode

アロマスクールの勉強会がきっかけでした。
今まではローズ芳香蒸留水とグリセリンのみで化粧水を作り、ローズの香りと使用感を楽しんでいましたが、年齢とともに肌に物足りなさを感じていた時期にジェルベースの使い方を教えていただき、以来ずっとジェル化粧水を愛用しています。

この化粧水はジェルベースを加えることによる「とろみ」があるのが特徴で、この「とろみ」が私の肌には適度な潤いを与えてくれます。さらに精油やローズ芳香蒸留水がニキビができやすい肌の殺菌や炎症を鎮め、肌の再生を促してくれることも魅力のひとつです。

冷蔵庫で冷やした化粧水でのシートパックも確実に肌がキュッとしまるので、週に1度の楽しみにしています。

Recipe

①容器に★を入れて混ぜる。…A
②Aに少しずつローズ芳香蒸留水を入れて混ぜる。…B
③遮光瓶にBとグリセリンを入れ、軽く振って完成

ネロリ★	Citrus aurantium v. amara	1滴
フランキンセンス(乳香)★	Boswellia carterii	2滴
ラベンダー★	Lavandula angustifolia	3滴
ディスペール★		10滴
ジェルベース★		10ml
ローズ芳香蒸留水		50ml
グリセリン		5ml

＊ジェルベースに一度にローズ芳香蒸留水をいれるとダマになるので、少しずつ入れ混ぜていくのがポイント。

瀬谷 美香さん　アロマテラピーサロン・モンサンミッシェル 香林坊109店　http://www.montsaintmichel.jp/

アロマと私　長年悩まされていた肩こりと腰痛をとにかく何とかしたいと思い、半信半疑でアロマテラピーを受けました。心身共に癒されるとはこういうことかと感動し、この仕事がしたいと決意しました。現在アロマテラピーサロン・モンサンミッシェルに就職し、多くの方に感動していただけるよう奮闘中です。

学校　ジャパン・エコール・デ・アロマテラピー(JEA)

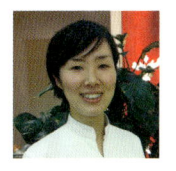

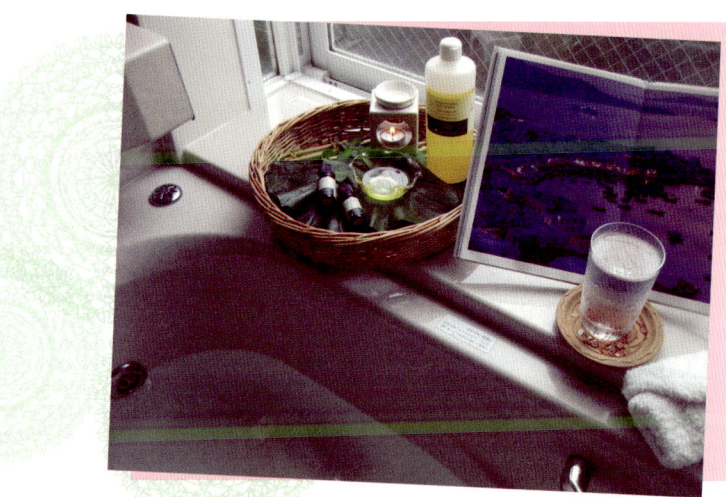

「シワシワなくなったね」
息子にほめられた美容ブレンド！

Episode

脂肌・毛穴・ニキビに、殺菌・消炎・収斂作用が働きます。また、このブレンドの素晴らしさは、バランスを整えてくれるところにあります。混合肌にもよいブレンドです。収斂をしますが、しっかり保湿をし、柔らかくなりながら、張りを与えてくれます。その結果、肌の明度が上がり、シワも浅くなっていきます。

息子に「シワシワだったのになくなったね」とほめてもらえました♪(シワシワだったのね〜)

おすすめは、バスタイムのトリートメントです♪ 夕暮れ前に、窓から差し込む自然光で入浴し始めます。やがて日が暮れていくとともにリラックスが深まり、温浴効果で精油がさらに浸透していきます。

Recipe

以下の精油をホホバオイルに混ぜるだけ(1回分)。
トリートメントは、洗顔後、リンパの流れに沿ってやさしくおこないます。トリートメントの後、蒸しタオルを顔にあて、軽く拭き取ります。

お肌つやつや♪リラックス効果で心も潤います♪

サイプレス	Cupressus sempervirens	1滴
スイートオレンジ	Citrus sinensis	1滴
ホホバオイル		10ml

梅月 美代子さん

アロマと私	夫と長男(中2)とのんびり3人暮らし。1本の精油との出合いから、アロマを学んで理解が深まるうちに、冷蔵庫一段分がアロマスペースに。毎日作るごはんと同じ、アロマをブレンドしているとき、愛情や気持ちが込められていきます。
学校	ジャパン・エコール・デ・アロマテラピー(JEA)

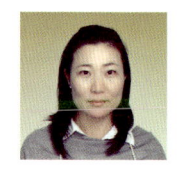

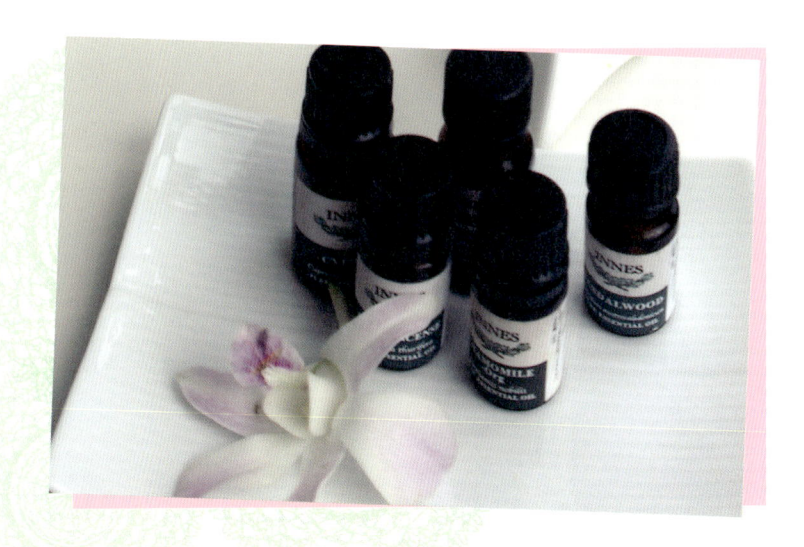

ガードルでできた肌のシミが消えた！
女性にうれしいヒーリングオイル

Episode

40代の友人は、とてもスタイルがよいのですが、きついガードルショーツを身に着けていたことで、圧迫されたウエストや、お尻のラインに茶褐色の圧迫によるシミができていました。
それを気にしていたので、お風呂上りに精油によるマッサージをすすめました。

すると、段々そのシミは薄くなり、肌は透明感が出てきました。

Recipe

スイートアーモンドオイル20mlに精油6滴を加え、気になる部分をマッサージします。
＊フランキンセンス(乳香)1滴にして、ローズマリー1滴を加えてもOK！おすすめです。

ローズオットー	*Rosa damascena*	1滴
クラリセージ	*Salvia sclarea*	1滴
フランキンセンス(乳香)	*Boswellia carterii*	2滴
イランイラン	*Cananaga odorata*	1滴
ゼラニウム	*Pelargonium graveolens*	1滴
スイートアーモンドオイル		20ml

増田 惠さん

アロマと私 動物病院で動物の世話をしている時の動物臭で困り、大好きな精油を使用していたのですが、セミナーでアロマテラピーの奥深い効能を知り、改めてアロマを勉強しています。

学校 ギルフォードカレッジ オブ アロマセラピー(G.C.A)

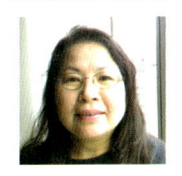

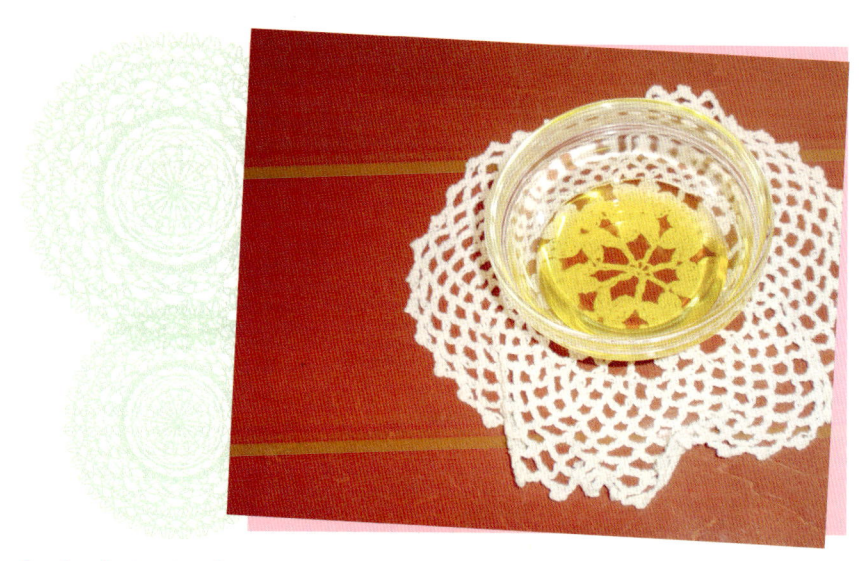

歩き疲れた脚もスッキリ★
レッグマッサージオイル

Episode

地元から友人が遊びに来ていた初日の晩。

その日は1日中歩き通しで「足がパンパンで疲れたー！！」と友人が言っていたので、お風呂上がりにオリジナルブレンドを「踵からヒザ裏に向かって優しく塗ってね」と渡しました。

次の日も同じように歩き通しでしたが、帰り際「足がすごい楽だからこれ欲しい！！」と喜んでもらえました。

Recipe

ホホバオイル20mlに精油を入れ、よく混ぜたらできあがり！お風呂上がりにふくらはぎに塗布し、踵からヒザ裏に向けて流すようなイメージでやさしくトリートメントしてください。

ローズマリー	*Rosmarinus officinalis*	2滴
スイートオレンジ	*Citrus sinensis*	2滴
ローマンカモミール	*Anthemis nobilis / Chamaemlum nobile*	2滴
ホホバオイル		20ml

都築 やよいさん　アロマテラピーサロン・モンサンミッシェル 千里大丸店　http://www.montsaintmichel.jp/

アロマと私　JEAを卒業してアロマテラピーサロン・モンサンミッシェルに就職しました。来店時にしんどそうにしている方や辛そうな表情をされてる方が施術後、笑顔になる姿を見て、香りの持っている凄さを改めて実感している毎日です。

学校　ジャパン・エコール・デ・アロマテラピー(JEA)

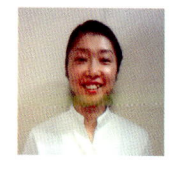

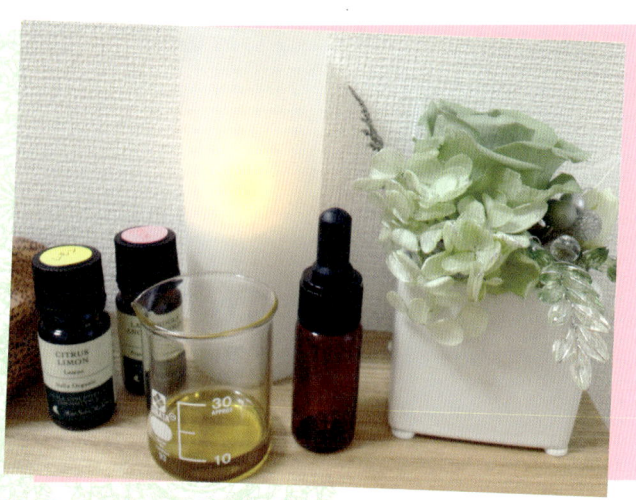

手を使うお仕事の方におすすめ
ネイルオイル

Episode

乾燥しがちな指先のケアをするために作ったネイルオイルです。

栄養分たっぷりの植物オイルと皮膚を柔らかくし乾燥を防ぐ精油や、皮膚の生まれ変わりを促進してくれる精油をブレンドしました。スポイド容器に保存していますので1滴を手のひらにとり、それを両手の爪とその周りに塗布します。マッサージをするように塗り込むとより効果的です。その後、オイル分が気になるようでしたらティッシュなどで軽く押さえるか、手全体に馴染ませてください。ベタつきもなくさらっとした使用感です。

ささくれなどが気になるアロマセラピストの方にもおすすめのレシピです。

Recipe

① ベースオイルをそれぞれの分量ずつビーカーに入れる。
② 精油をすべて①に入れてよく混ぜ合わせる。
③ 保存容器に入れる。

ラベンダー	*Lavandula angstifolia*	1滴
ローズマリー・シネオール	*Rosmarinus officinalis CT cineol*	1滴
レモン	*Citrus limon*	1滴
サンダルウッド(白檀)	*Santalun album*	1滴
アボカドオイル		4ml
マカダミアナッツオイル		4ml
ホホバオイル		2ml

庄司 かおりさん　アロマ&マヤ鑑定　Raku waku【大阪＊高槻】　http://ameblo.jp/happyfrog-aroma/

アロマと私　OLをしている時に本屋さんでたまたまアロマの本を手にしたのがアロマテラピーとの出合いでした。初めは趣味として習い始めましたが、現在はアロマ講師のお仕事と、自宅サロンでセラピストとして活動しています。

学校　ジャパン・エコール・デ・アロマテラピー(JEA)

資格　国際資格IFPA認定アロマセラピスト
AEAJ認定アロマテラピーインストラクター
AEAJ認定アロマセラピスト
JAA認定アロマコーディネーター

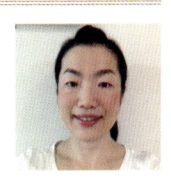

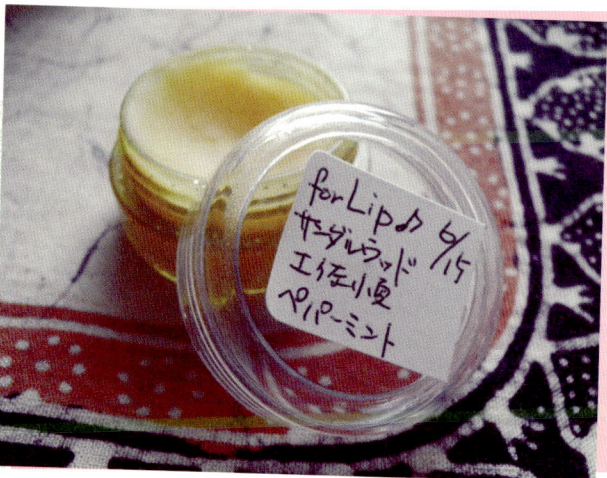

リップコンディショナー(リップクリーム)

Episode

ミツロウを多めにして、硬めに仕上げたリップクリームです。さっと塗って、べとつかず、すぐに馴染んでくれるので、とても使いやすいです。

多少唇が荒れていても滑らかに整えてくれるので、あえて「コンディショナー」と呼ぶこともあります。季節を通じ、口紅の下地として手放せません。これまで、いろんな方にプレゼントして好評です。
今回の香りは、とくに緊張する場面での気持ちのコンディション調整も意識したブレンドです。

唇の状態が音に出るため日頃からリップケアに気を遣うプロの管楽器奏者の方に使っていただいたところ「とっても整うようで、具合がいいです!」と太鼓判を押していただきました。

Recipe

①ミツロウ、ココアバターを湯煎で溶かします。
②湯煎のまま★を加え、よく混ぜます。
③①と②がよく混ぜ合わさったら、湯煎から下ろしてクリームケースに移します。
④粗熱が取れたら、精油を加えてよく混ぜます。(割とすぐ固まるので、手早く!)

サンダルウッド(白檀)	*Santalum album*	5滴
土佐小夏	*Citrus tamurana*	2滴
ペパーミント	*Mentha piperita*	1滴
ミツロウ		7g
ココアバター		3g
カレンデュラオイル★		5ml
ホホバオイル★		10ml

＊土佐小夏は、ほかの柑橘系精油でもOK。
＊ペパーミントは比較的刺激が強いので、1滴にとどめます。

田浦 裕子さん　http://ameblo.jp/purearoma/

アロマと私　アロマの楽しさや素晴らしさを一人でも多くの人に伝えたくて、インストラクターを目指して勉強を始めてから、はや10年目。その間にアロマトリートメントにもすっかり魅せられ、目下、講師とセラピストの両方でバランスを取りながら活動しています。

学校　ニールズヤードスクールオブナチュラルメディスンズ

資格　AEAJ認定アロマテラピーインストラクター
AEAJ認定アロマセラピスト

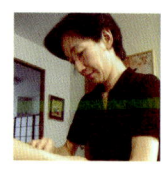

自然の赤味がいいね！
手作りリップクリーム

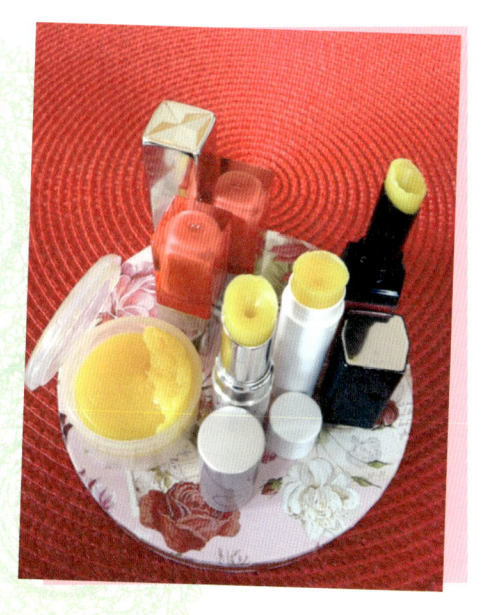

Episode

日頃からアロマで化粧品を手作りしています。姉が飲んでいる健康ドリンクに入っているサジー(紗棘)という植物に興味を持ち、調べてみたら、サジーオイル(Sea Buckthorn)がとても肌によいとわかり、使うようになりました。

これまでリップクリームをホホバオイルとミツロウで作成していましたが、サジーオイルがとても濃厚な赤黄色なので唇につけるとどうなるだろう？とブレンドしてみました。使用してみると、色はとても自然で少し健康的に見えます。

3年ほど、手作りリップクリームを愛用していますが、材料は少量でたくさんできるのでお得です！肌のトラブルもまったくなく調子がいいのでおすすめです。

Recipe

精油以外の材料すべてを耐熱容器に入れて、水を2cmほど入れたお鍋に器を入れて湯煎しながら溶かします。
ミツロウが溶けきったら、冷めないうちに精油を入れて混ぜます。蓋付きの容器やリップケースに移し替えて、冷めればできあがり！

スペアミント	*Mentha spicata*	6滴
イランイラン	*Cananga odorata*	2滴
ホホバオイル		50ml
サジーオイル	*Sea Buckthorn*	6滴
ミツロウ		10g

＊サジーオイルは濃厚な赤黄色なので衣服につかないように注意してください（精油はお好みでOK）。

林 真紀子さん

アロマと私 アロマに携わる仕事をしています。多くの精油を扱ううえで、実際に自分の肌の体験を通してお客様へも提案させていただきたいと思い、コスメ作成やボディケアのみならず日常的に精油を暮らしに取り入れています。

学校 ジャパン・エコール・デ・アロマテラピー(JEA)

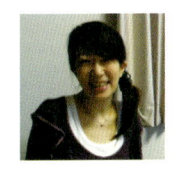

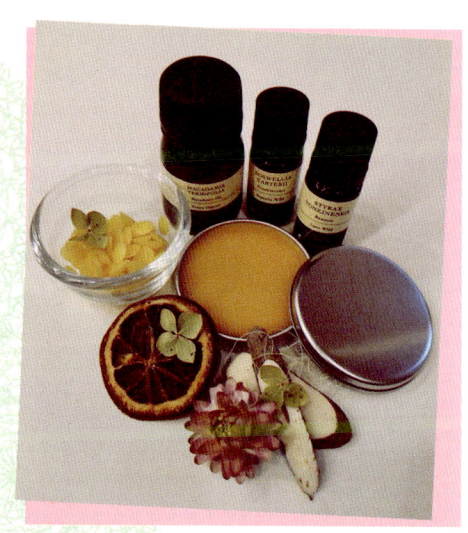

しっとりうるうるリップクリーム

Episode

初めて自分でリップクリームを作った時、市販のリップクリームよりもミツロウで作ったクリームの方がしっとりすることに感動しました。
それ以来、いろいろなオイルをブレンドして作るようになりました。

保湿効果が高く肌を乾燥から守ってくれる植物オイルと皮膚の生まれ変わりを促進してくれる精油をブレンドすることで皮膚を保護しカサツク肌をしっとりなめらかにしてくれます。

リップクリームとしてだけではなく、手や乾燥が気になる部分に使用できます。

お好きなブレンドで自分のオリジナルクリームを作ってみてください。

Recipe

①植物オイルとミツロウを耐熱容器に入れ、お湯を張った鍋で湯煎をする。
②ミツロウが溶けたら、鍋から取り出しあら熱を取り冷え切らないうちに精油を入れ竹串で混ぜる。
③リップケース、またはタムタム缶に移して固まればできあがり！

フランキンセンス(乳香)	*Boswellia carterii*	2滴
マンダリン	*Citrus reticulata*	1滴
ベンゾイン(安息香)	*Styrax tonkinensis*	1滴
ミツロウ(未精製)		3g
ホホバオイル		10ml
マカダミアオイル		5ml
セサミオイル		5ml

上西 英理さん

アロマと私　美容師をしていた頃、毎日の仕事で疲れきっていた身体と心にアロマの香りとトリートメントが心地よく感じました。自分の生活に取り入れたい！！と思うようになり、スクールに通い始めました。
卒業後、アロマテラピーサロンでの勤務を経て、現在はアロマの魅力をより多くの方に伝えられるように日々勉強中です。

学校　ジャパン・エコール・デ・アロマテラピー(JEA)

資格　国際資格IFPA認定アロマセラピスト
ボッダーアカデミー認定セラピー1・リンパドレナージ(MLD)セラピスト
TCカラーセラピー

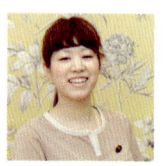

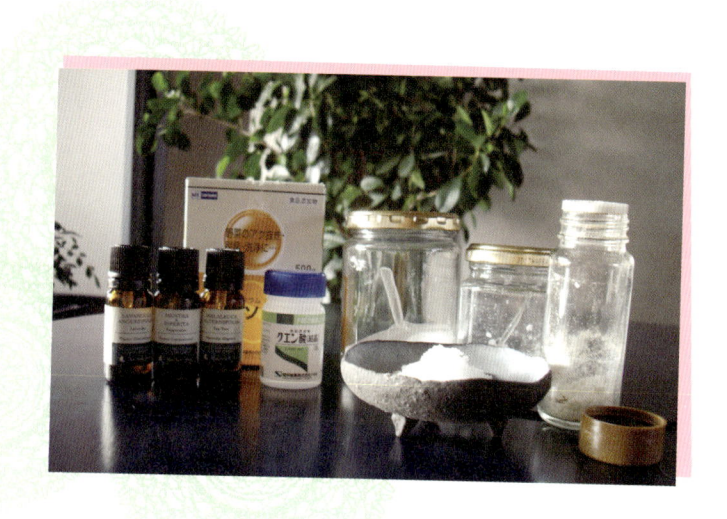

アロマでスッキリ歯磨き

Episode

重曹と精油を使っての歯磨きがおすすめです。

重曹には研磨する力があります。発泡し炭酸ガスの泡と超音波が汚れを落としたり、水をやわらかくしたり、消臭する力もあります。

アロマの力をプラスしてナチュラル生活をしています。

Recipe

ジャムなどの使用後の瓶に入れておくと便利です。
(重曹、クエン酸を購入する時は、掃除用のものは精製度が低く、口に入れることを想定して作られていないので、必ず薬局などで薬用のものか、食用に使用できるものを使ってください)
① 重曹・ペパーミントをよく混ぜる。(一週間位で使い切る)
② 歯を歯磨き粉で磨いた後に、もう一度、重曹でブラッシング。少し塩味がしますが、ペパーミントのすっきりした感じが残ります。

| ペパーミント | Mentha piperita | 2滴 |
| 重曹 | | 大さじ1 |

植村 志乃布さん　アロマテラピーサロン・モンサンミッシェル イオン御経塚店　http://www.montsaintmichel.jp/

アロマと私　アロマテラピーサロン・モンサンミッシェルイオン御経塚店でセラピストとして働いています。
風邪の引き始めなど、喉が少し痛くなるとティートリーを入れてうがいしています。喉が弱いので、フランキンセンス(乳香)の精油を持ち歩いています。

学校　ジャパン・エコール・デ・アロマテラピー(JEA)

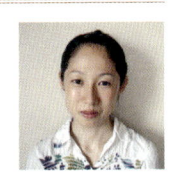

香りが苦手な人にも大丈夫！
アロマブレンド&手作り石けん

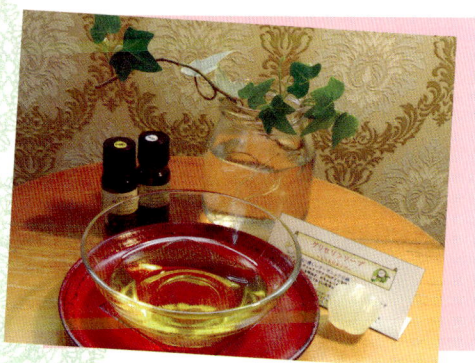

Episode

このブレンドを使い始めたのは、お肌がとても敏感でキツイ香りが苦手なお客様との出会いがきっかけでした。

リラックスされたいとのことでこのブレンドにしましたが、ありきたりなブレンドだし、お肌への刺激や香りがキツくないかどうか心配でした。その後お客様から「トリートメント後しばらく心身ともに調子がよくて、お肌もかゆみがなく、つるつるしてた！あの香り、すごくいい香りだった！」とうれしいお言葉をいただきました。

そんなに喜んでいただけるブレンドならと、さまざまなシーンでこのブレンドを使ってみたら大好評！香りが苦手だとおっしゃる他のお客様もクンクンと嗅がれるほどでした。

今ではブレンドオイルだけでなく、手作り石けんにもこのブレンドを使って、皆さまに大好評です！

Recipe

【ブレンドオイル】
◆を容器に入れた後、★を加えて混ぜたらできあがり！

ラベンダー★	Lavendula angustifolia	8滴
マンダリン★	Citrus reticulata	8滴
ホホバオイル◆		35ml
スイートアーモンドオイル◆		15ml

【手作り石けん】
①◆を耐熱容器に入れて液体になるまでレンジでチンする（様子を見ながら！）。②固まらないうちに★を入れる。③型に流し込む。④固まったらできあがり！
ラベンダーとマンダリンはお肌が敏感な人にも安心して使ってもらえる精油の代表です。まったりとした気分になるので、トリートメントはお休み前におこなうのがおすすめ。ラベンダーの香りが苦手な方にはラベンダーの量を少なくして、マンダリンの量を増やしてあげましょう。

ラベンダー★	Lavendula angustifolia	8滴
マンダリン★	Citrus reticulata	8滴
グリセリンソープ◆		30ml
・耐熱容器、かき混ぜる棒、石けんの型		

井上 未知子さん　アロマテラピーサロン かもみーる　http://chamomile415.web.fc2.com/

アロマと私　正社員で働いていたとき、自律神経失調症になりました。なんとか前に向かって歩みたいと思っていたときに出合ったのがアロマでした。初めは香りなんて、と思っていたのに今や虜。アロマがきっかけで笑顔になってもらえる人が少しでも増えたらいいな、と思っています。

学校　ジャパン・エコール・デ・アロマテラピー (JEA)

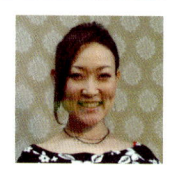

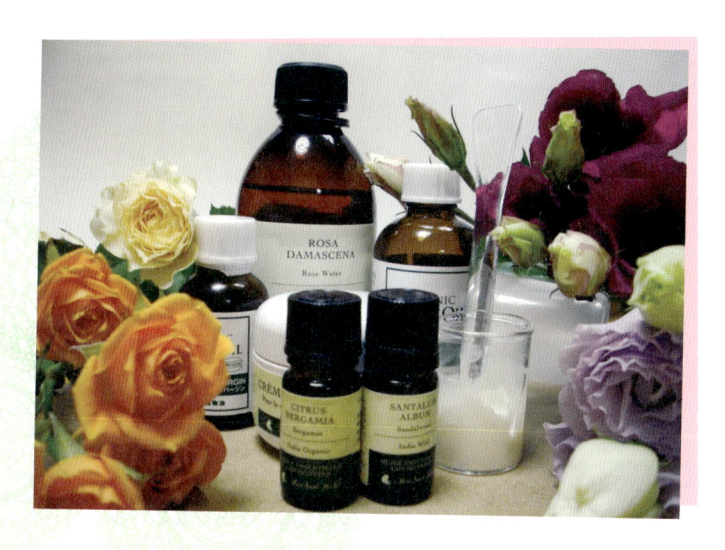

肌を刺激からプロテクト！
ひんやりモイスチャークリーム

Episode

肌見せの多い夏場、ムダ毛処理をした後は元々の乾燥肌にかゆみがプラスされ肌が敏感に。よく無意識に掻いてしまい、肌を赤くしてしまいます。

そこで、スキンケアとして、しかもかゆみを抑える効果、夜寝る前に塗ると安眠効果も期待できる美肌ボディクリームを作ってみました。クリームには、美肌効果があり、すべての肌質に使えるローズ芳香蒸留水をほんの少し加えることで、夏場に使いやすいトロ～リ感のあるクリームに。冷蔵保存して、お風呂上がりにお肌に塗ると、ひんやりととても気持ちいいつけ心地です。

Recipe

クリームベースにローズヒップオイルを加え、よく混ぜます。そこに精油を加えて、さらに混ぜます。最後にローズ芳香蒸留水を加えて混ぜ合わせたらできあがり。すべての材料を混ぜるだけなので、とても簡単にできます。

サンダルウッド(白檀)	Santalun album	3滴
ゼラニウム	Pelargonium graveolens	2滴
ラベンダー	Lavandula angustifolia	1滴
ベルガモット	Citrus bergamia	1滴
イランイラン	Cananga odorata	1滴
クリームベース		10ml
ローズヒップオイル		5ml
ローズ芳香蒸留水		5ml

木村 美幸さん

アロマと私 初めは精油の効能にひかれ、アロマを勉強し始めました。
今は、身体にもよく、そして香りもよいブレンドを日々勉強しながら探しています。

学校 ジャパン・エコール・デ・アロマテラピー(JEA)

資格 AEAJ認定アロマテラピーインストラクター

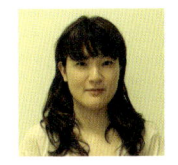

クレイとオイルでニキビスッキリ

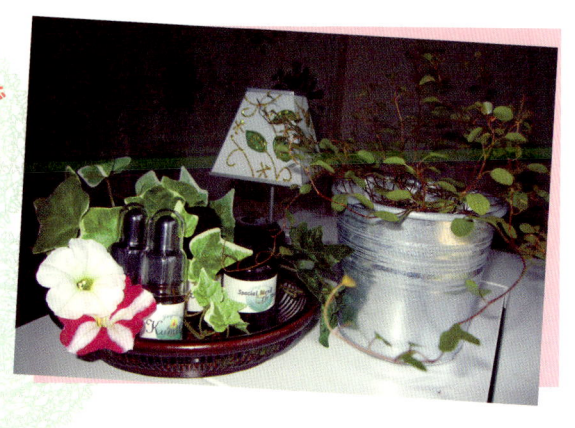

Episode

アロマに出会って初めての手作りコスメ。
自分のために、美容オイルとクレイパックを作りました。

当時15歳だった長女の右の小鼻のところにニキビが。しかも、今まで見たこともないような、組織が白く肥大化したニキビになっていました。そこで、作ったばかりのものを長女に。パックをしてから美容オイルをつけるという手順で3日連続使用。すると、本当にびっくりしたのですが、3日目にニキビの芯が動きだし、ポロっと取れたのです！何の痛みもなく、浮かび上がってきたように。芯が取れると大きなクレーターが残りましたが、これも3日ほどで元の肌にきれいに戻りました。

この時の感激と衝撃がセラピストになるきっかけになりました。

Recipe

【クレイパック】
容器にモンモリオナイトを入れ、精製水またはローズ芳香蒸留水を加えます。水分が足りない場合は調整しながら入れて、ペースト状になるまで練り続けます。最後に精油を加えて再びよく練ります。これで3日ほどの量です。クレイパックだけでも毛穴の汚れが取れ、ミネラルが豊富に入っているので、一週間に一度はしたいですね。

ローズウッド	Aniba rosaeodora	3滴
ローズマリー	Rosmarinus officinails	2滴
ラベンダー	Lavendula angustifolia	1滴
モンモリオナイト		大さじ1
ローズ芳香蒸留水または精製水		大さじ1

【美容オイル】
これらを混ぜるだけです。とても簡単！パックして洗顔後、顔全体に使用しました。キャロットシードは老化肌によいのですが、甘い香りなので、ベルガモットを入れてちょっと引き締めました。

キャロットシード	Daucus carota	3滴
ベルガモット(FCF)	Citrus bergamia	1滴
グレープシードオイル		20ml
遮光ビン(30ml)		

平澤 久美子さん　DeepBreath Holisithictherapy　http://kumiko-aroma.com/

アロマと私　4年前に夫の仕事で香港に在住。その時にアロマテラピーに出会いました。それまで、アロマって香りだけのものと思っていました。実際に、子供達(女の子3人)にも使って効果が得られたことで、精油に毎日浸っていたい、と思うほどのめり込みました。

学校　MHスクール・オブ・ホリスティック・スタディーズ

資格　国際資格IFPA認定アロマセラピスト
IR認定リフレクソロジスト

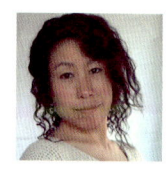

乾燥肌がツルツルに！
贅沢フェイシャルクリーム

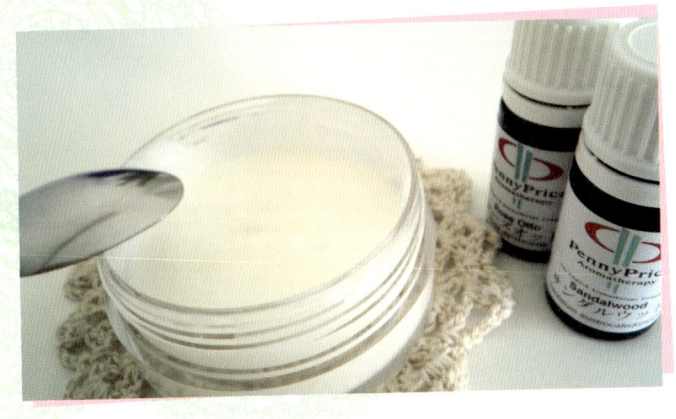

Episode

サンダルウッドがお気に入りの母。
入浴タイムの必需品として、いつもお風呂で香りを楽しんでいたのですが、ある時「エッセンシャルオイルって肌につけてもいいの？最近顔の乾燥がすごく気になる」とのこと。

それなら、と作ったサンダルウッドとローズオットー入りのちょっと贅沢フェイシャルクリーム。毎日せっせとお手入れしていた様子。

2カ月ほどたった頃、美容室で担当のお兄さんに「肌つるつるですよねー」と言われたそうです♪「男子に肌褒められたの何年ぶり！？うれしかった！！」と喜んでもらえました。

サンダルウッド様様な母です。

Recipe

サンダルウッドは日本では白檀の名で知られ、お香などにも用いられています。肌を柔らかくするエモリエント作用があり、乾燥肌やシワ・肌荒れに効果的。また、心をゆるませてリラックスさせてくれる作用があるので、就寝前にもおすすめ。ローズオットーはお肌と心に潤いを与えてくれる女子の強い味方。

サンダルウッド(白檀)	*Santalum album*	5滴
ローズオットー	*Rosa damascena*	5滴
クリームベース		50g
クリーム容器、スプーン		

＊容器にクリームベースと精油を入れる。スプーンでよくかき混ぜてできあがり。蓋をしっかりしめて保存する。化粧水後、適量を顔に塗布する。

川上 真理さん　Salon R 天神店(福岡市)　http://salonr.web.fc2.com/index.html

アロマと私　ペニープライスアカデミーオブアロマセラピー日本校で精油やトリートメントの技術を学び、その魅力からセラピストの道を歩む決意をしました。2年後、国際資格IFA認定アロマセラピストを取得。現在、Salon R 天神店(福岡市)の店長を務めています。

学校　ペニープライスアカデミーオブアロマセラピー(PPAA)

資格　国際資格IFA認定アロマセラピスト

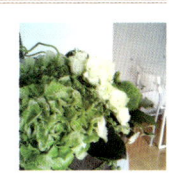

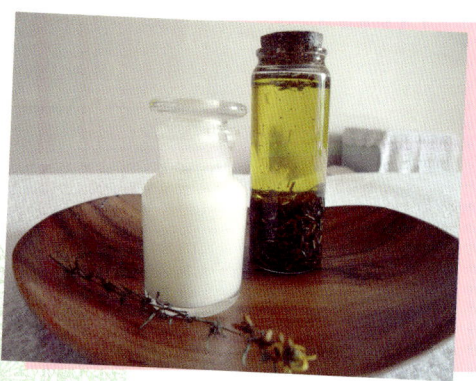

火傷あと・シミを残さない乳液タイプのクリーム

Episode

火傷あとが気になる友人のために作った乳液です。
美味しいチヂミを作るにはたっぷりの油で焼くといいと知り、調理中にたっぷりの油を左の顎から首に被ってしまった友人。約10cm四方あった患部は素早い応急処置で水ぶくれにもならず病院の薬で1週間ほどでほぼ完治したものの、2mm四方ほどの跡が首に数カ所残ってしまいました。

このままシミになるのを心配していた友人に、火傷、外傷の治癒に有効なセントジョーンズワートの浸出油と、肌細胞再生促進作用の高いローズ芳香蒸留水や精油を使った乳液をプレゼントしたところ、跡が残らずキレイに完治。香りにも癒され、毎日のスキンケアが楽しくなったと好評でした。

Recipe

A.ビーカーに「セントジョーンズワート浸出油+乳化ワックス」、B.ビーカーに「精製水+ローズ芳香蒸留水」を入れ、それぞれ湯せんにかけます。乳化ワックスが完全に溶けたら、熱いうちに、AにBを少しずつ加えながら冷めるまで混ぜ合わせ、最後に精油を加えよく混ぜてできあがり。

ラベンダー	Lavandula Angustifolia	2滴
フランキンセンス(乳香)	Boswellia Carterii	1滴
セントジョーンズワート浸出油		10ml
精製水		30ml
ローズ芳香蒸留水		20ml
植物性乳化ワックス		小さじ1

セントジョーンズワートのヒペリシン・クエルセチン・タンニンなどの薬効成分は火傷・外傷などに有効です。軟膏として使用されることが多いのですが、軟膏のベタベタ感は患部や季節によっては使いづらいもの。今回のようなデコルテのケアには乳液タイプのクリームがおすすめです。
肌細胞再生促進作用のラベンダー・フランキンセンス(乳香)・ローズ芳香蒸留水を使用しているので、そのままフェイシャルにも利用できます。
セントジョーンズワートには抗ウツ作用があり、薬との相互作用の可能性も指摘されています。お薬を内服されている方はセントジョンズワートの代わりにカレンデュラの侵出油をお使いください。

尾崎 小夜子さん　アロマテラピーハウス虹端庵　http://koutanan.com/

アロマと私	長時間のパソコン作業がアロマを始めるまでの仕事でした。子宮内膜症を患い手術。薬の副作用もあって体調がすぐれない日が続いていた時、アロマテラピーを知りました。今は琵琶湖と比良山系が望めるサロンでアロマの仕事をしています。
学校	ジャパン・エコール・デ・アロマテラピー(JEA)
資格	国際資格IFPA認定アロマセラピスト

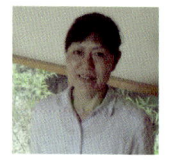

美肌ぷるぷるローション

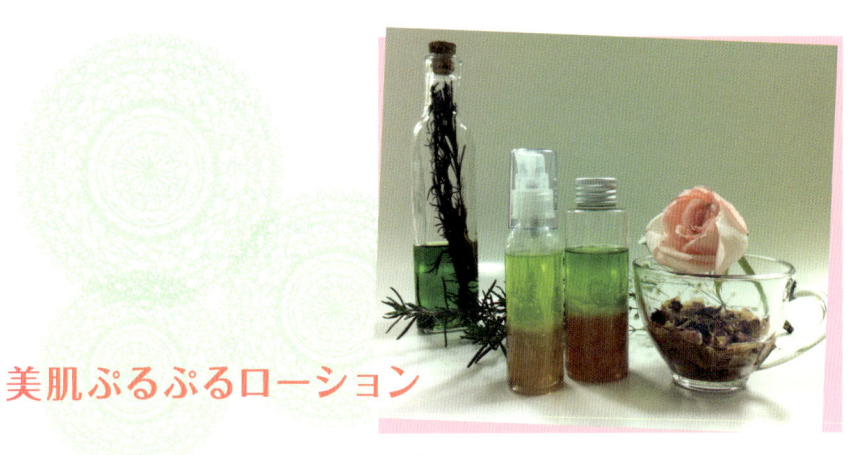

Episode

精油は植物（ハーブ）からの恵みであることを忘れずにアロマテラピーを使用したいと思っています。

ハーブのチンキ（アルコール浸出）を作るのは楽しく、またカラフルなチンキができます。作りたい色のためにさまざまなハーブを漬け込んでみました。
その中でもロスマリン酸を含み若返りのハーブといわれる"ローズマリー"がことのほか美しい色になることを発見！また、ハンガリーウォーターに使われたほどお肌に対する有効成分が期待できることから、見た目も美しく、肌の保湿、細胞の再生などによい精油をプラスし、春のほのかな桜をイメージするプルプル美肌モイストローションを作成しました。
2層になったローションをよく振り混ぜて使用してもよし、混ぜずに使ってもOKです。一度混ざったローションは分離しませんのでご了承ください。夏場は冷やして使用すると気持ち良いです。

使う人もわくわくした春の気分で使用いただければと思います。

Recipe

①キサンタンガムとグリセリンをビーカーに入れ、よく混ぜ、その上にローズレッドのハーブ浸出液を加え、よくかき混ぜます。キサンタンガムは溶けるまでラップで覆っておいてください。よく溶けたら容器(ポンプ容器等)に静かに流し込みます。
②ローズマリーチンキをビーカーに入れ、精油を加えよく混ぜ、その上に精製水を加えて混ぜます。
③②を①の容器に少量ずつ静かに注ぎ込んで完成！

ネロリ	Citrus aurantium v. amara	3滴
フランキンセンス(乳香)	Boswellia carterii	3滴
ラベンダー	Lavandula angustifolia	2滴
マンダリン	Citrus reticulata	4滴
キサンタンガム		0.1g
グリセリン		小さじ1/2
ローズレッドのハーブ浸出液		30ml
ローズマリーチンキ(無水エタノール浸出)		5ml
精製水		25ml

＊ハーブ浸出液は、ローズレッド(ドライハーブ)をお湯に数分浸けたもの、ローズマリーチンキは、無水エタノールにローズマリー(できればフレッシュハーブ)を漬け込んだものです。(精油濃度1%)

西村 明美さん　ラシュレ　http://s-rassurer.jp/

アロマと私	アロマに出逢って20年。京都の水どころ伏見にてプライベートサロン「ラシュレ」を開設しています。ラシュレはフランス語で"安心"。四季ある日本で季節、体調に合わせたオーダーメイドセッションを提案しています。JEA講師他、活きたアロマをお伝えしています。
学校	ジャパン・エコール・デ・アロマテラピー(JEA) 銀座アロマテラピースクール
資格	国際資格IFPA認定アロマセラピスト ボッダーアカデミー認定セラピー1・リンパドレナージ(MLD)セラピスト AEAJアロマテラピーインストラクター AEAJアロマセラピスト オーラライト認定シニアカラーセラピスト 栄養士 他

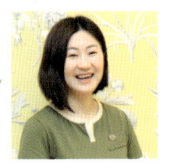

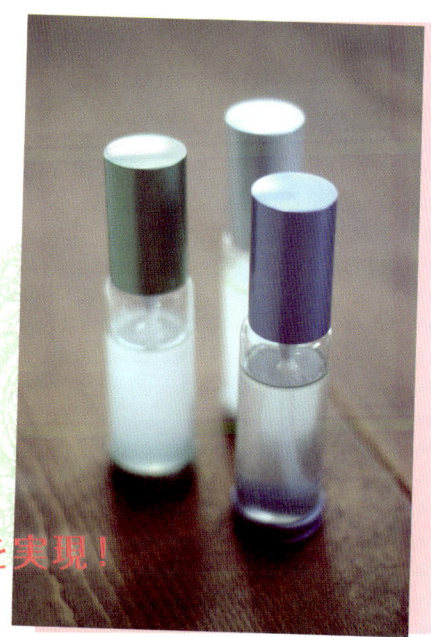

サラサラツヤツヤの髪を実現!
アロマ・ヘアトニック

Episode

年齢とともに増える髪の悩み。
さらにパーマやヘアカラーで受けるダメージ。
そんな髪の症状を改善しようと、ヘッドマッサージを始めることにしました。

ペパーミントで爽快感を出し、ローズマリーで頭皮の血行を促進します。毛根の汚れを取り除く目的で脂肪溶解作用のあるシダーウッドも加えました。シャンプーの後に頭皮に数力所スプレーしてマッサージします。

髪のベタつきがなくなり、時間が経っても髪がさらさらしています。ツヤも出てきたように思います。

Recipe

①容器にウォッカを入れる(好みでハチミツも加える)。
②精油を加えて混ぜる。
③精製水とウィッチヘーゼル芳香蒸留水を加える。
④よく振り混ぜる。

ペパーミント	*Mentha piperita*	1滴
ローズマリー・シネオール	*Rosmarinus officinalis cineole*	1滴
シダーウッド	*Cedrus atlantica*	1滴
ウィッチヘーゼル芳香蒸留水		15ml
精製水		10ml
ウォッカ(40℃以上)		5ml
好みでハチミツ		1滴
ガラススプレー瓶(30ml)		1本

絹田 保美さん　アロマスクール シェリール　http://chr.petit.cc/

アロマと私	家族や自分のために始めたアロマテラピー。趣味のひとつのはずだったのに、人生になくてはならないものになりました。好きな手仕事を活かしたクラフト作りが得意です。多くの方にアロマテラピーの楽しさを伝えたいと願っています。
学校	ジャパン・エコール・デ・アロマテラピー(JEA)
資格	JAA認定インストラクター

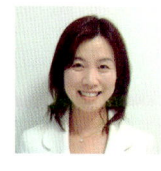

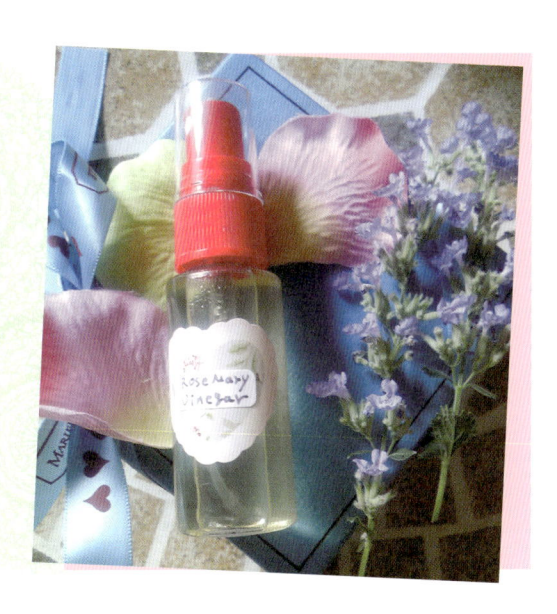

くせっ毛さんの
スカルプケア

Episode

双子の小学4年生の娘が自分で髪を洗うようになってから、フケのようなものが、目立つようになりました。おまけにくせっ毛。

殺菌作用のあるビネガーに、くせっ毛に効果があるローズマリーのハーブと精油、カモミールは茶色い髪をつやつやにするので、このレシピでスプレーを作り、シャンプー後の髪に吹きかけ、地肌をマッサージするようにもみこみ、その後よくすすぐと、見事に悩みが解消しました。

おまけに、ビネガーはリンスの効果もあるので、ツヤツヤ、サラサラの髪になり、娘たちも大満足です。

Recipe

精油をローズマリービネガーに混ぜよく溶かす。精油の溶けたローズマリービネガーをスプレー式アトマイザーに移し変え、最後にローズ芳香蒸留水を入れてよく混ぜる。
そのときの気持ちに応じてフラワーエッセンスなどを1滴加えたりもします(疲れているときはオリーブなど)。

ローズマリー	Rosmarinus officinalis	2滴
ローマンカモミール	Anthemis nobilis	1滴
ティートリー	Melaleuca alternifolia	1滴
スイートオレンジ	Citrus sinensis	1滴
アップルビネガー(ローズマリーハーブを漬け込んだもの)		5ml
ローズ芳香蒸留水(なければ精製水でもよい)		25ml

＊ローズマリービネガーの作り方：ローズマリーのハーブ10gをアップルビネガー100mlに漬け込み、2週間ほど常温におき毎日振ります。その後ローズマリーハーブをとりだします。
＊ティートリーは、殺菌効果、ふけ防止効果があり、スイートオレンジは、頭皮の血行をよくして、余分なあぶら分をとってくれます。

高橋 朱美さん

アロマと私 双子を妊娠してからアロマテラピーを学び、ベビーマッサージやママのケアをしながら、子育てをしてきました。その間、カルチャーセンターなどでアロマテラピーの講師を務め、現在ニールズヤードレメディーズにてハーブとフラワーエッセンスの講師をさせていただいています。

学校 ニールズヤードスクールオブナチュラルメディスンズ

資格 AEAJ認定アロマセラピーインストラクター
メディカルハーブコーディネーター
ベビーマッサージアドバイザー

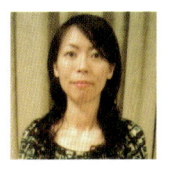

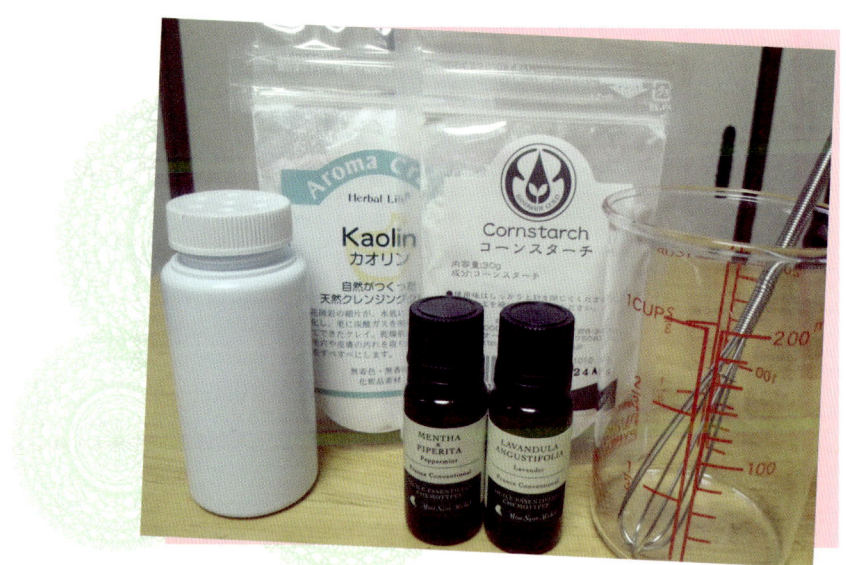

スッキリさらさらボディパウダー

Episode

学生の時から、汗が出る季節になると毎年デオドラントスプレーを何本も購入してはスプレーしていました。それが、自分でボディパウダーが作れるとわかってからはMYボディパウダーをこまめに作って体に塗っています。

梅雨のジメジメした時期から使い始めるので、梅雨から夏にかけてお肌サラサラで快適に過ごしています。肌につけるものなので、やはり既製品より安全で、かつ自分で香りをブレンドできるので、1シーズンで何回も香りを作り変えられる楽しさもあります♪

お子様のあせも対策にもなりますよ！！

Recipe

①ガラスボウルにコーンスターチ 15g とカオリン 15g を入れ、精油 15 滴を入れてミニ泡だて器で混ぜる。
②①をパウダー容器に入れる。

ペパーミント	*Mentha piperita*	5滴
ラベンダー	*Lavandula angustifolia*	7滴
ユーカリ・ラディアータ	*Eucalyptus radiata*	3滴
カオリン		15g
コーンスターチ(基材用)		15g
ガラスボウル(30ｇの粉が入るくらい)		1個
パウダー容器(30ｇ)		1個
ミニ泡だて器		1本

＊ボウルは注ぎ口がある容器がおすすめです。パウダー容器に入れやすいです。

増田 好美さん

アロマと私 精油の効能を学びたくてJEAに通いました。アロマトリートメントにはまったく興味がありませんでしたが、トリートメントを受けて気持ちよかったことがきっかけになり、卒業後は事務職から直営店のサロンスタッフへ転職。サロンではお客様が元気になって帰られる姿を見るのが日々楽しみに。現在はJEAの講師ですが、たくさんの生徒さんがアロマテラピーを楽しくいきいきと学んでいる姿を見ることが、今の私の活力になっています。

学校 ジャパン・エコール・デ・アロマテラピー(JEA)

資格 国際資格IFPA認定アロマセラピスト
AEAJ認定アロマテラピーインストラクター
AEAJ認定アロマセラピスト
JAA認定アロマコーディネーター
JAA認定インストラクター
ボッダーアカデミー認定ベーシック・
リンパドレナージ(MLD)セラピスト

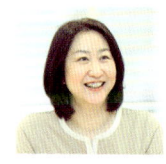

アロマで手作りコスメ

アロマのくすり箱

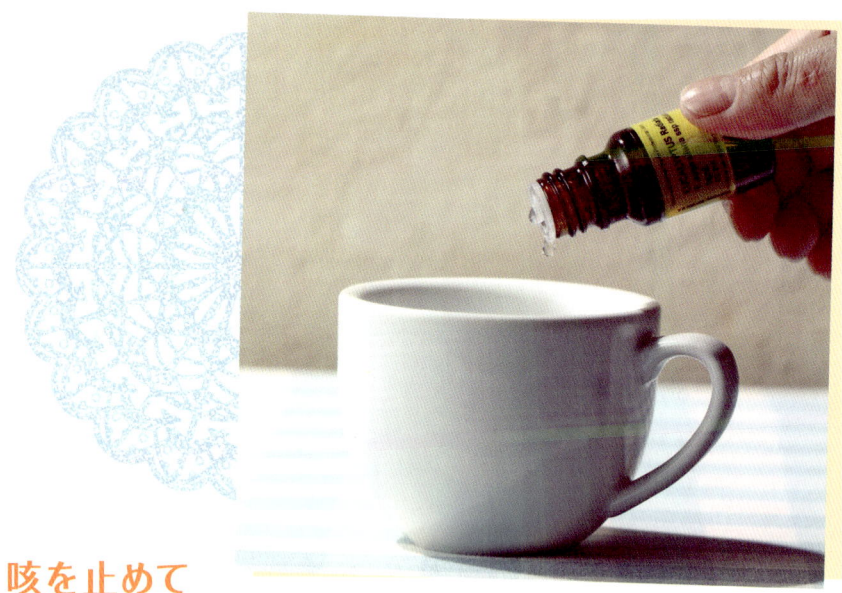

咳を止めて
平和な眠りをもたらす芳香浴

Episode

息子が小さなとき、咳が止まらなくなり眠れない日々を過ごしました。体を横にすると苦しいので座った状態で睡眠をとる毎日…。
子供も私もずいぶん辛い思いをしました。薬もヴェポラップもまったく効かない…。
そんなとき、アロマに助けられたんです。

フランキンセンスやベンゾインのような樹脂からの精油は、粘膜の炎症を鎮める効果があると言われています。スイートオレンジやマジョラムはベンゾインの甘い香りとよく合い、鎮静作用がより強まって、穏やかな眠りをもたらします。

Recipe

アロマディフューザーで部屋中に香らせたり、ハンカチやタオルにたらして吸入したりします。見事に苦しい咳が落ち着き、ゆっくりと眠る夜が過ごせました。

ベンゾイン(安息香)	*Styrax benzoin*	1滴
マジョラム	*Origanum majorana*	1滴
スイートオレンジ	*Citrus sinensis*	2滴
フランキンセンス(乳香)	*Boswellia carterii*	2滴

瀬崎 麻未子さん　フレグラントアースワールド株式会社　http://fragrantearth.jp/

アロマと私	小学生の子供がいます。子供が小さなときから家族でアロマテラピーを生活に取り入れています。
学 校	フレグラントスタディーズ・ジャパン(FSJ)
資 格	AEAJ認定アロマテラピーアドバイザー

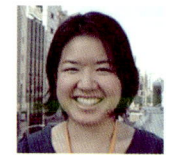

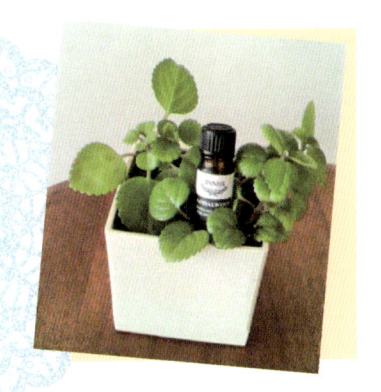

上顎洞炎の症状への吸入法&沐浴法

Episode

18年前に上顎洞の手術を受けましたが、術後も疲れや風邪などによる鼻炎により、たびたび頭痛や頭重感と独特の異臭に悩まされてきました。

今年の春、インフルエンザの後遺症で鼻の奥のうっ滞感と悪臭で食欲も低下して耳鼻科を受診。レントゲンの結果、右上顎洞に炎症が見られました。

内服薬も効果がなく、それから5日間吸入と、沐浴にサンダルウッドを集中的に使ってみたところ、入浴中に鼻の奥からゼリー状の塊が排出され、翌日には悪臭も感じられなくなりました。

その後、驚いたことに病院のCT画像に炎症は見つからず、現在も鼻炎のうっ滞にはサンダルウッドで吸入や沐浴をしていますが、よい状態をキープしています。

Recipe

【吸入法】
① ボウル(または小さめの洗面器)に少し熱めのお湯を入れます。
② お湯の中にサンダルウッドを3滴入れてかき混ぜます。
③ 蒸気が逃げないように頭からタオルを被り、目を閉じて10分ほどゆっくり蒸気を吸入します。
＊状態にもよりますが、詰まりがひどい時は時間をおいて繰り返しおこなってください(3回ほど)
＊化粧を落とした状態でおこなうと、フェイシャルスチームにもなり、肌への効果もあります。

【沐浴法】
① まず、お風呂場の換気扇を止めておきます。
② かかり湯の後、浴槽にお湯を張りサンダルウッドを5〜6滴(浴槽のサイズに合わせて)落とし、かき混ぜて入浴します。
＊沐浴は蒸気を鼻や肺に入れると共に、お湯に溶けた成分が皮膚からも吸収できるのでかなり効果的です。
＊オイル6滴の内容は半分をラベンダーに変えてもいいようです。疲れを取り、心身の回復を促進します。

サンダルウッド(白檀)	*Santalum album*
ラベンダー	*Lavandula angustifolia*

田中 りえさん

アロマと私 私とアロマとの出合いは、子育てが終わりそれまでの勤めを辞めて、「生き甲斐」探しで走り回っている時でした。やっと私の足を止めてくれたアロマの世界は奥深く、いつも私に精油の持つさまざまな効能への驚きや学ぶことの喜びを与えてくれます。

学 校 ギルフォードカレッジ オブ アロマセラピー(G.C.A)

資 格 AFP(ファイナンシャルプランナー)
臼井式レイキマスター

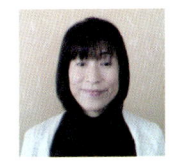

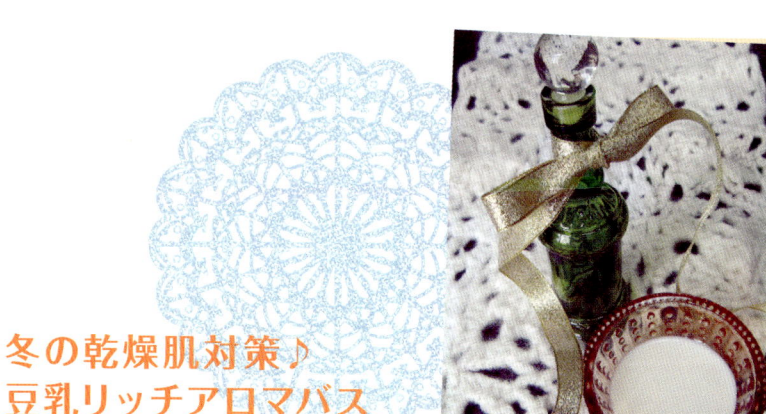

冬の乾燥肌対策♪
豆乳リッチアロマバス

Episode

冬の乾燥肌対策♪

年々日本も冬の乾燥がお肌に与える影響は大きくなっているようです。寒い季節に温かいおフロに入って、身体を温めることはとっても大事です。毎日入りますが、お湯だけだとおフロから上がった時に乾燥が気になりかゆみが出ることがあります。

そこで、冬専用のアロマバス♪
温めると皮膜を作る豆乳に、肌のひび割れなどにもよい樹脂から抽出されている精油を入れて混ぜるだけ。

膜を作ることによって肌の表面を保護し乾燥から守って、かゆみを緩和します。お風呂から上がった時の、肌の感覚が全然違います!

Recipe

フランキンセンスは冷え性によいと言われています。抗酸化作用があり、しわやたるみにも効果が期待できます。粘膜の炎症を鎮静させる作用もあることから、傷跡の回復にも有効。
ミルラは老化した肌やひび割れた指先、唇などのスキンケアに古くから用いられた歴史のある精油です。
ゼラニウムはバランス調整や消毒、炎症を抑える作用でお肌を清潔に保ちます。
イランイランは神経を鎮静し、皮脂バランスをとるために。
樹脂から抽出されているベンゾイン(安息香)はバニラの甘い香り。乾燥肌への効果が期待できるので、ミルラをベンゾインに変えて加えてもOK。ベンゾインの精油は抽出に石油系溶剤を使っているものがあるので、必ずパッチテストを。

多めに作って遮光ビンに保存し、数日に分けて使うこともできます。

フランキンセンス(乳香)	Boswellia thurifera	2滴
ミルラ(没薬)	Commiphora myrrha	1滴
ゼラニウム	Pelargonium graveolens	1滴
イランイラン	Cananga odorata	1滴
豆乳		30ml

＊これは1回分です。作り方は材料を混ぜるだけ。

水野 妃沙代さん　Phytotherapy Room 花宮 (はなのみや)

アロマと私　仕事でのストレスや身体の疲れを癒したい〜と思って始めたアロマテラピーの勉強。知れば知るほど奥が深くハマっています。とくに脳を介して自律神経やホルモンに働きかける作用は、現代の私たちにはなくてはならないもの。芳香で全身のバランスが整えば、自ずと健康と美がついてくることも楽しみの一つです。

学校　ニールズヤードスクールオブナチュラルメディスンズ

資格　AEAJ認定アロマテラピーインストラクター
ニールズヤードレメディーズパートナーシップ認定基礎クラス講師

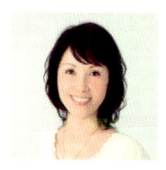

痛み止めジェル

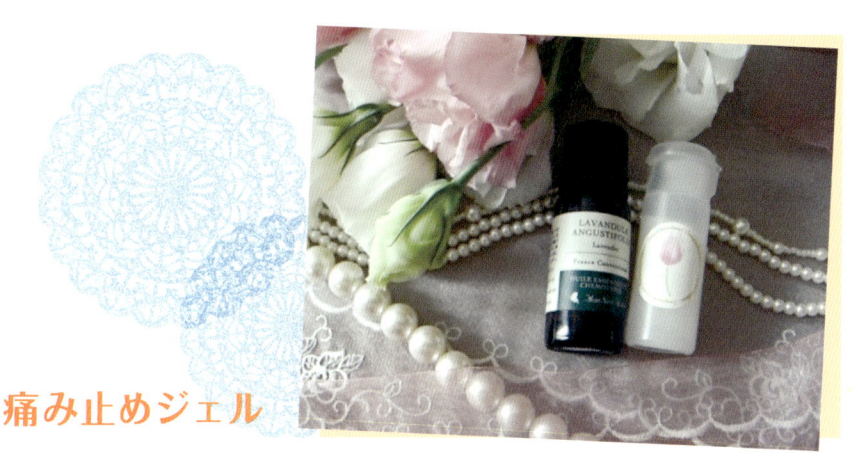

Episode

花粉症で蕁麻疹ができやすい私のために。

20年前に花粉症を発症してから、疲れたり汗をかくと口周りや鼻の下にコリン性蕁麻疹ができやすくなり困っていました。かゆいだけでなく発赤が目立つので恥ずかしい思いをしていました。医師から抗ヒスタミン剤や抗アレルギー剤の内服を勧められましたが、症状が軽度だったので抵抗がありました。

そこで、この精油ブレンドを使用するようにしました。塗ってしばらくするとかゆみも発赤も落ち着いてくれます。蕁麻疹ができていた毛根には、翌日小さな膿疱ができることがありますが(痛くもかゆくもありません)、すぐに治ります。使用感は冷たくスッキリした感じです。

花粉症で鼻閉や耳道のかゆみ・咽頭上部の痛みがあるときに、鼻の下や耳の周りに塗っておくと楽になります。爽やかな香りなので使いやすく、周囲の人にも好評です。あくまでも応急処置用のジェルですが、常に携帯できるので、蕁麻疹が出ても安心していられます。

Recipe

ラベンダーは抗炎症・鎮静作用とクエンチング効果、ティートリーは免疫調整・抗菌作用、ユーカリ・ラディアータは抗アレルギー・抗ウイルス・抗炎症・免疫調整作用、ペパーミントは止痒・冷却作用を期待してブレンドしました。
個人的な感想ですが、ペパーミントを痒み止めとして使用するとき、基材はジェルの方が効果があります。ワセリンに混ぜたところベタつき、かゆみは解消されず、かえってかゆくなりました。

ラベンダー	Lavandula angustifolia	4滴
ティートリー	Melaleuca alternifolia	2滴
ペパーミント	Mentha piperita	1〜2滴
ユーカリ・ラディアータ	Eucalyptus radiata	3滴
ジェル基材		10ml

＊できあがったジェルをワンタッチで開閉できるチューブボトルに入れると、衛生的に使用でき、携帯にも便利です。
＊ペパーミントは、アルベンシスミント(Mentha arvensis)1滴でもよい。
＊クエンチング効果……一緒にブレンドしたほかの精油の持つ皮膚への刺激性を緩和する効果のこと。

寺田 晴美さん

アロマと私　アロマテラピーに興味を持ちつつ、趣味の域を出ないまま看護師として働き15年。股関節を怪我し一時病院で働くことができなくなりました。これが仕事優先の自分を振り返る機会に。JEAでアロマテラピーを勉強し、足の痛みに精油を使用し、再び病院で働いています。勤務している病院では、他の方法で効果がない場合に、患者様の創傷の消臭や芳香浴にアロマテラピーを使用する機会がありました。

学校　ジャパン・エコール・デ・アロマテラピー(JEA)

資格　看護師
国際資格IFPA認定アロマセラピスト
ボッダーアカデミー認定MLDセラピーIセラピスト
ナード・アロマテラピー協会アロマ・アドバイザー

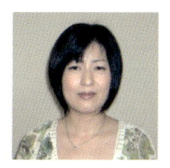

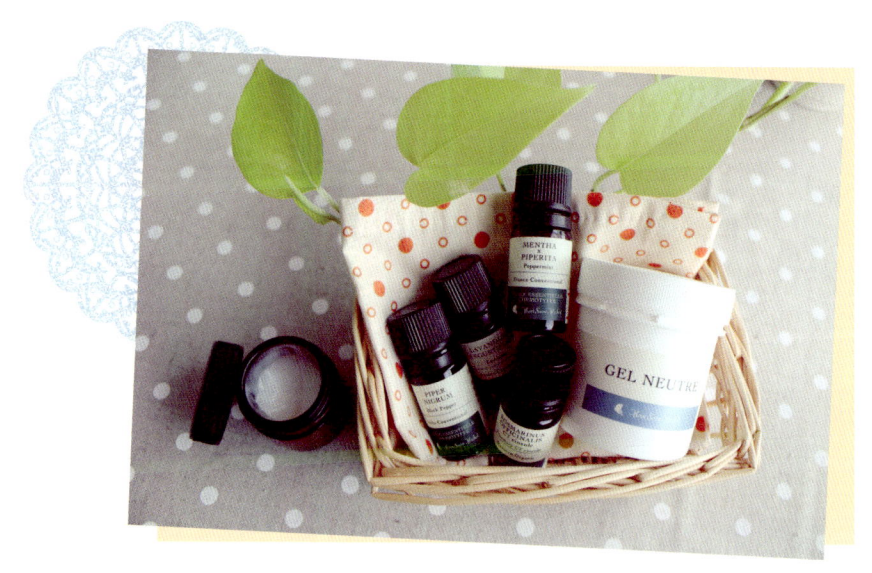

スポーツ後のアイシングジェル

Episode

スポーツで筋肉に負担をかけたあとは、筋肉は熱をもっているので放っておくと硬くなったり、痛みが出たりしやすいのです。

そのためアイシングをします。そのアイシングに今までは市販のものを使用していたのですが、においが気になり、アロマで何か方法はないか考えていました。

そこで、アイシングをしつつ香りも楽しめるレシピを考えました。ぜひ使用してみてください。

Recipe

容器に材料を入れて混ぜるだけです。とくにアイシングを強化したいときはジェルを塗った上から冷やしたタオルなどを当てると効果的です。ラベンダーやローズマリーは鎮痛効果があり、ペパーミントは冷却効果があって、この2つの働きが筋肉の炎症を抑えてくれます。ブラックペッパーは鎮痛作用のほかに硬くなった筋肉を和らげ、また他の香りを引き立たせてくれる効果もあります。

ラベンダー	*Lavandula officinalis*	2滴
ローズマリー	*Rosmarinus officinalis*	2滴
ブラックペッパー	*Piper nigrum*	1滴
ペパーミント	*Mentha piperita*	1滴
ジェルベース		15ml

北村 友絵さん

アロマと私 私は看護師をしていますが、今後医療の現場にもアロマを取り入れられたらいいなと思い、現在勉強中です。徐々にアロマの使用方法も増え、とても楽しい毎日を過ごしています。今後もアロマの知識を増やしていきたいと思っています。

学校 ジャパン・エコール・デ・アロマテラピー(JEA)

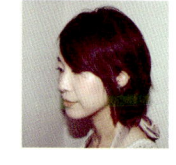

資格 看護師

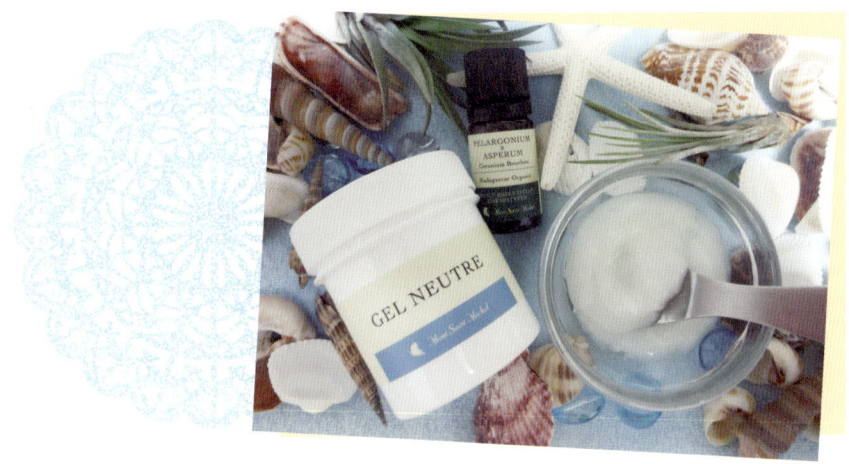

お風呂上りに♪スッキリ爽快ジェル

Episode

普段はお風呂上りに精油を植物油で薄めたものを全身に塗っていましたが、梅雨のジメジメした時期や夏の暑い時期はべたつき感に抵抗がありました。
そこで、ずっと気になっていたアロマテラピー用に販売されているジェルベースを購入。いくつかの精油をブレンドし、さっそく使ってみました。
スッキリとした香りで、塗った後スーッとした清涼感があり、とってもさわやかです。

小学校に通う息子にも一緒に使ってほしかったので、精油の濃度はあえて抑えめにしました。とても汗っかきな子ですが、さらさらして気持ちがいい！と、大変喜んでいます。

殺菌・消炎作用がある精油を一緒にブレンドしているもので汗疹対策はばっちり！虫が嫌う香りで、虫刺され予防にもなります。
お風呂上りだけでなく、日焼けした後やスポーツの後のクールダウンにおすすめです。

Recipe

ホホバオイルに下記すべての精油を混ぜ、ジェルベースに加え、さらに混ぜればできあがりです。肌が弱い人や子供に使用する場合、ホホバオイルで希釈してからジェルベースに加えます。

ペパーミント	Mentha piperita	1滴
レモン	Citrus limon	1滴
ゼラニウム	Pelargonium graveolens	1滴
ラベンダー	Lavandula angustifolia	1滴
ジェルベース		20ml
ホホバオイル(精製)		1ml

ブレンドするすべての精油に冷却効果があるので、暑い季節にピッタリです。ペパーミントが持つ刺激を、アルコール成分の多いラベンダーやゼラニウムが和らげる働きをします。また、ラベンダーやゼラニウムには消炎・殺菌作用があり、肌の炎症を沈めます。利尿作用もあり、むくみを改善するのにもよいと言われています。レモンは気分をリフレッシュさせ、浄化作用があり、血やリンパの流れをよくします。ペパーミント、ラベンダー、ゼラニウムに虫除けの効果があります。

宮本 三輪子さん

アロマと私 アロマに対して興味はあったものの、なんの知識もないままスクールの受講を決めましたが、半年経った今ではアロマが人に与える影響の大きさ、奥深さを知り、すっかり虜になってしまいました。最終目標であるIFPAの資格修得のために、アロマに関する本や精油、人の身体と向き合う毎日です。将来、いつか自宅開業ができればと思っています。

学校 ジャパン・エコール・デ・アロマテラピー(JEA)

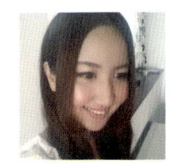

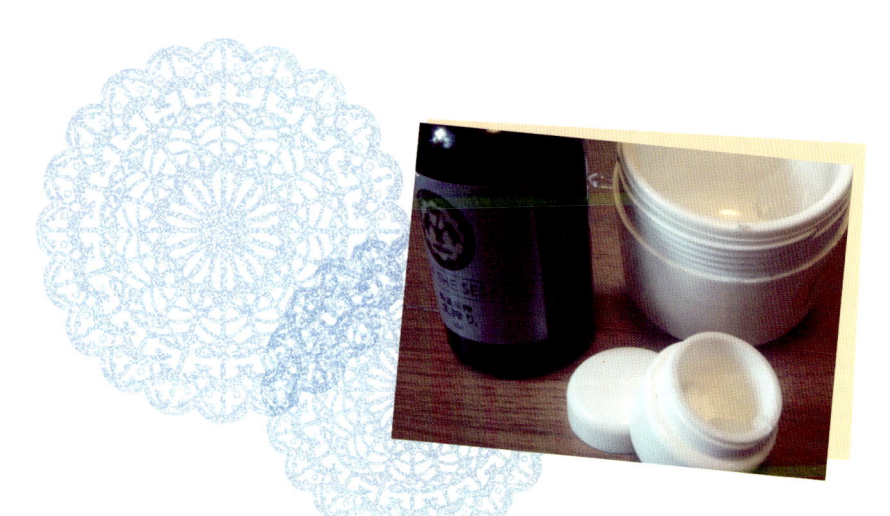

口唇ヘルペス用ジェル

Episode

いつも太陽と仲良しで元気いっぱい、そしてお疲れサインは口唇ヘルペスという友人。
「市販の薬じゃなく、何とかならない?」とのリクエストに応えて考えたレシピ。

レモン精油は皮を低温圧搾法で作られ、日中の使用は紫外線とフロクマリンが化学反応をすることにより光毒性が懸念されることで知られる精油。つまり太陽と仲良しの友人には不向き。そこで水蒸気蒸留で作られた精油を使用しました。

ちょこちょことつけていたら一両日でキレイになったとのうれしい報告を受けました。

Recipe

①ポリ・クリーム容器にジェル基材を入れる。
②①にセサミオイルを入れ、混ぜると白っぽくなってきます。
③②にレモンとティートリーを入れ、更に混ぜたらできあがり。

レモン(水蒸気蒸留)	*Citrus Limon*	1滴
ティートリー	*Melaleuca alternifolia*	2滴
セサミオイル*		1滴
ジェル基材*		小さじ1
ポリ・クリーム容器(22ml)		1個
つまようじ		1本

＊ジェル基材はアロマテラピー用に販売されており、少しひんやりするジェル状のもの。液体ですと液ダレして塗りたい所に留まってくれないし、保存でも何かと面倒が多いもの。また、ミツロウクリームを作るものにはウォーマーの準備や火を使う手間が何かと面倒なため、混ぜるだけの簡単レシピにしました。

＊セサミオイルは焙煎(茶色)ではなく、太白(透明)がおすすめ。食用でも問題ありません。

荒谷 宏子さん Hawiian Lomilomi Treatment Salon Hanaaloha* http://hanaaloha.biz/

| アロマと私 | 普通のOLだった頃、毎日の疲れとストレスから抜け出すきっかけになったのが、アロマでした。それからどんどん引き込まれ、勉強すればするほどにアロマがどんどん生活に溶け込んできました。気がつけばサロン開業し、今やアロマは大切な私の持つ道具の一つとなりました。たくさんの方々にアロマをもっと身近に感じていただければ幸いです。 |

学校	フレグラントスタディーズ・ジャパン(FSJ)
資格	AEAJ認定アロマテラピーインストラクター

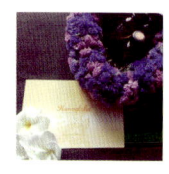

60　アロマのくすり箱

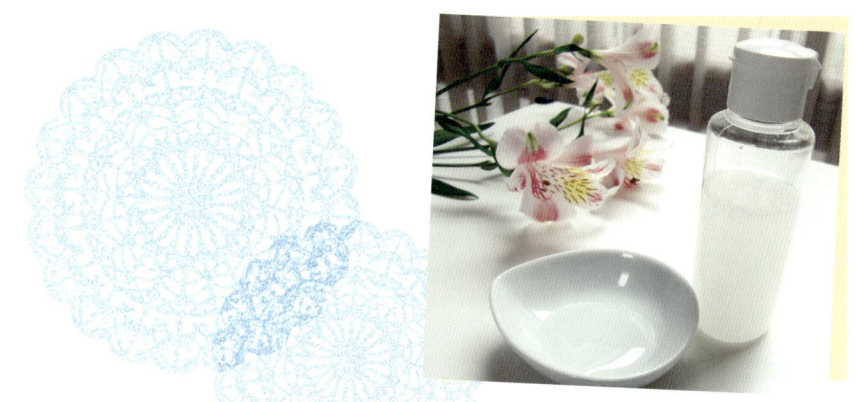

家族のあせも予防と対策に
アロエベラ入りジェル

Episode

家族が汗かきで、肌もとても弱いので、夏になると、下着の当たる部分やお腹などに汗疹ができてしまい、とてもかゆくて辛い思いをしています。
今までは汗疹ができてしまってから対応していたのですが、今年は少し早めに気づいたので、予防をかねて制汗・殺菌・抗炎症作用などのある精油でサッパリとしたジェルを作りました。

私の使っているアロエベラ抽出液は、無味無臭の透明な液体で、飲むこともできるものです。

アロエは消炎、消毒作用もあり、皮膚の保湿・エモリエント効果もあるので、皮膚自体を強く、かぶれにくくしてくれます。顔につける化粧水やパックにも使えてとても便利です。

Recipe

①100ml以上入るボトルに、グリセリンと精油を入れる。②そこに精製水とアロエベラ抽出液も入れ、蓋をして軽く振る。③蓋をとり、キサンタンガムを加え、ガラス棒などで軽く混ぜてから再び蓋をしてよく振る。④ダマがすぐには溶けきらないので、30分ほど置いてから再度よく振る。⑤キサンタンガムが完全に溶けたらできあがり。⑥お風呂上がりと、朝の外出前に気になるところに塗る。

サイプレス	*Cupressus sempervirens*	10滴
ローズマリーシネオール	*Rosmarinus officinalis* CT cineole	8滴
ラベンダー	*Lavandula angustiforia*	5滴
ペパーミント	*Mentha piperita*	5滴
ティートリー	*Melaleuca alterniforlia*	5滴
ブラックスプルース	*Abies nigra*	4滴
パルマローザ	*Cymbopogon martini*	3滴
精製水		90ml
アロエベラ抽出液		10ml
グリセリン		3ml
キサンタンガム		1g

福永 敬子さん　セラピールーム・ブラン　http://www.therapyroom-blanc.jp/

アロマと私　普通の会社で事務職の仕事をしていましたが、アロマの香りが好きだったので、職業にすることを決めました。全身のアロマトリートメントも大好きですが、日常でさりげなく使うアロマが大好きです。
ティッシュに精油をたらしてバッグにしのばせたり、簡単なコスメを作って毎日使っています。

学校　IMSI ザ インターナショナル メディカルスパ インスティテュート

資格　国際資格IFPA認定アロマセラピスト

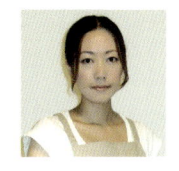

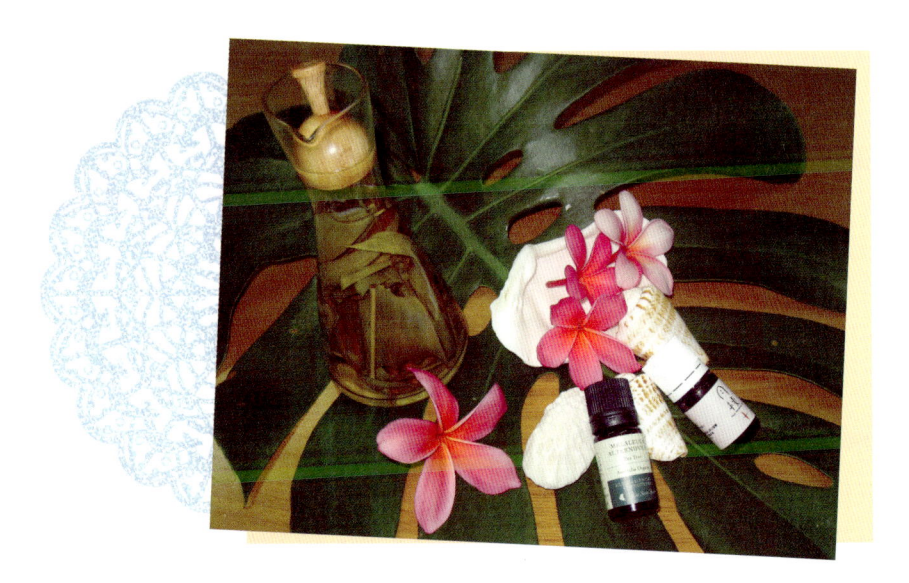

月桃の香りは楽園の香り

Episode

沖縄の万能ハーブとよばれる「月桃」というショウガ科のハーブは、殺菌効果や鼻炎・花粉症・虫除けなどさまざまな用途に使用でき、沖縄の人は生活の知恵として昔から取り入れてきました。

月桃の精油は、香りもほんのり甘くさわやかでリラックス効果も高く、いろいろな精油と相性がいいのも特徴です。なかでも相性のよいティートリーをブレンドして、アロマスプレーとして日頃持ち歩いています。

Recipe

①スプレー容器に無水エタノールと各精油を入れよく混ぜる。
②混ざりきったら、精製水を入れる。
無水エタノールを入れているので分離しにくいですが、アロマスプレーを使う直前は容器をよく振ってから使います。

月桃	Alpinia uraiennsis	10滴
ティートリー	Melaleuca alternifolia	5滴
無水エタノール		5ml
精製水		45ml

石坪 由貴さん
宮古島 東急 リゾート The Island Spa ゆるりあ　http://www.miyakojima-r-tokyuhotels.jp/spa/

アロマと私	滋賀県のリゾートホテル ロイヤルオーク・スパ・アンド・ガーデンズのコンシェルジュとして勤務していた時、初めてアロマに出会い、アロマの魅力や人に癒しを与えるということに惹かれ、自分もセラピストになりたいという夢を持ちました。現在は宮古島 東急 リゾート The Island Spa ゆるりあに勤務し、お客様にアロマの素晴らしさを伝えられるよう日々追究しています。
学校	ジャパン・エコール・デ・アロマテラピー(JEA)

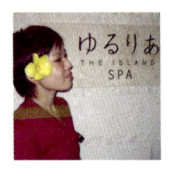

アロマのくすり箱

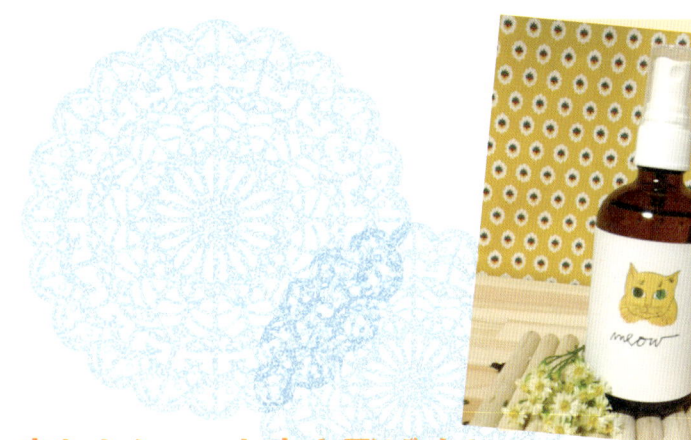

疲れもシュッと吹き飛ばす！
リフレッシュ除菌スプレー

Episode

今日もまた疲れて帰ってきても、まだやらなくちゃいけない仕事がたくさん待っている…。そんなドヨーンとした気分も吹き飛ばしてくれるリフレッシュ除菌スプレー。

キッチンのまな板や水回りの除菌、風邪などの感染症予防、疲労回復にも役立つスプレーです。

除菌しながら、芳香浴としても血行を促し、肩こり、筋肉痛などにバツグンの疲労回復作用をもつレモングラスをメインにしました。レモングラスやペパーミントには胃腸の調子を整え、食欲増進作用もあるので、お食事前でもOK。
1回1～2プッシュ程度がおすすめです。

Recipe

ビーカーに無水エタノール20mlを入れ、精油 計12滴を加えてガラス棒などで混ぜる。遮光スプレー容器に移し替えて、水40mlを加えてさらに混ぜたら完成です。使用する前によく振ってからスプレーしてください。

レモングラス	Cymbopogon citratus	4滴
シダーウッド	Cedrus atlantica	2滴
フランキンセンス(乳香)	Boswellia carterii	2滴
ラベンダー	Lavandula officinalis	2滴
ペパーミント	Mentha piperita	2滴
無水エタノール		20ml
水		40ml

爽やかな柑橘系の香りで四季を問わず、お使いいただけます。疲労回復と殺菌作用の強いレモングラス、緊張を和らげ身体バランスを回復させてくれるシダーウッドの深い瞑想的な香り、疲れた魂を癒し、呼吸を楽にしてくれるフランキンセンス、調交感神経を優勢にしてストレスを緩和し、刺激を和らげてくれるラベンダー、気分をリフレッシュしてデオドラント作用のあるペパーミントなどをブレンドしました。ほんのり香るペパーミントとレモングラスのフレッシュな香りが忙しいあなたをいつでも元気にしてくれます。リフレッシュ除菌スプレー(60ml 精油希釈濃度：1%、アルコール含有率約33%)

村田 光美さん

アロマと私 これまで不思議な運命に導かれ、数々の素敵な出会いを重ねてきましたが、アロマセラピストとして生きていくことになろうとは、まったく予想してませんでした。毎日が「あみだくじ」、運を天に任せることもしばしば…ということでスピリチュアルに、ほどほどに頑張って、笑って生きています。

学 校 ジャパン・エコール・デ・アロマテラピー(JEA)

資 格 JAA認定アロマコーディネーター

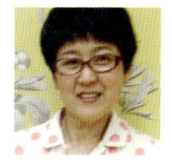

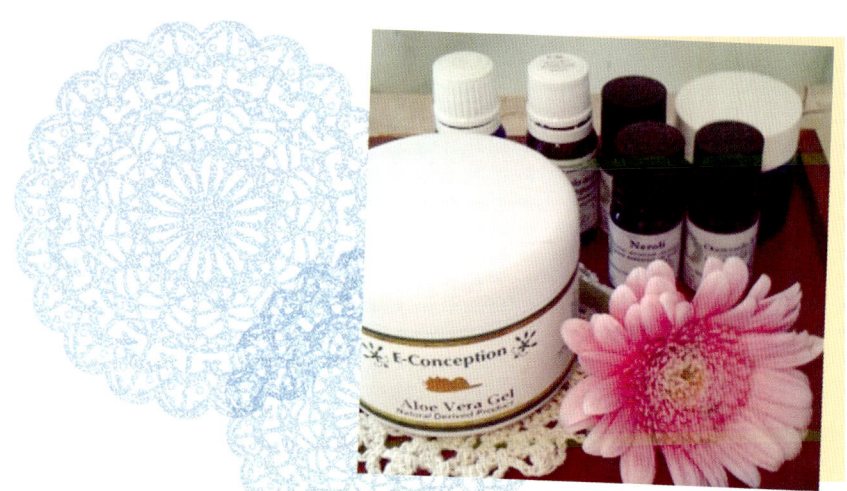

つらいアトピーさんに♪
ストレスケアもしてくれるジェル

Episode

私自身、アトピー性皮膚炎で苦労しましたので少しでも力になれればと思い、ストレスが原因で発症するアトピー性皮膚炎の炎症、かゆみ、皮膚の黒ずみ、不眠に悩む知人のために、いろいろ試しながらこのレシピに落ち着きました。

オイルや軟膏と違い肌にすぐに馴染むので、べとつき、洋服への染みを気にせずにオフィスや出先でも気軽に使えて便利です。

かゆみ、肌への効果がある精油を使用するとともに、ブラックスプルースの持つコルチゾン様作用やストレスを和らげてくれる香りで、ストレスへのケアも同時にできるアロエジェルになりました。

Recipe

容器にアロエジェルを入れ、精油を加えてよく混ぜます。冷暗所で保存し、2週間を目処に使い切ります。小さな容器に入れて持ち歩き、オフィスや出先でかゆみが気になった時にさっと塗れるので携帯にもおすすめです。

ラベンダー	Lavandla angstifolia	5滴
ブラックスプルース	Picea mariana	2滴
ローマンカモミール	Anthemis nobilis	1滴
ネロリ	Citrus aurantium v. amara	2滴
アロエベラのジェル		50g

楠田 直美さん　一波 (活動名)　http://ameblo.jp/kazuha-phyto/

アロマと私　幼い頃に母から受けた薬草のケアで重度のアトピー性皮膚炎を克服し、植物の力と自然治癒能力を実感しています。母の看病を機に健康維持と緩和ケアの大切さを改めて実感し、漢方・薬膳・アロマテラピーを含めた植物療法を学び、今は楽しみながら、頑張らない家庭プチセラピーをブログで紹介しつつ、今後はボランティア活動にも生かしたいと思っています。

学校　IMSI ザ インターナショナル メディカルスパ インスティチュート
菜日本堂

資格　漢方スタイリスト
薬膳養生指導士
フィトセラピーアドバイザー
IMSI認定ヘッドスパセラピスト

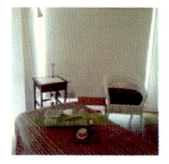

風邪かな？と思ったらコレ！

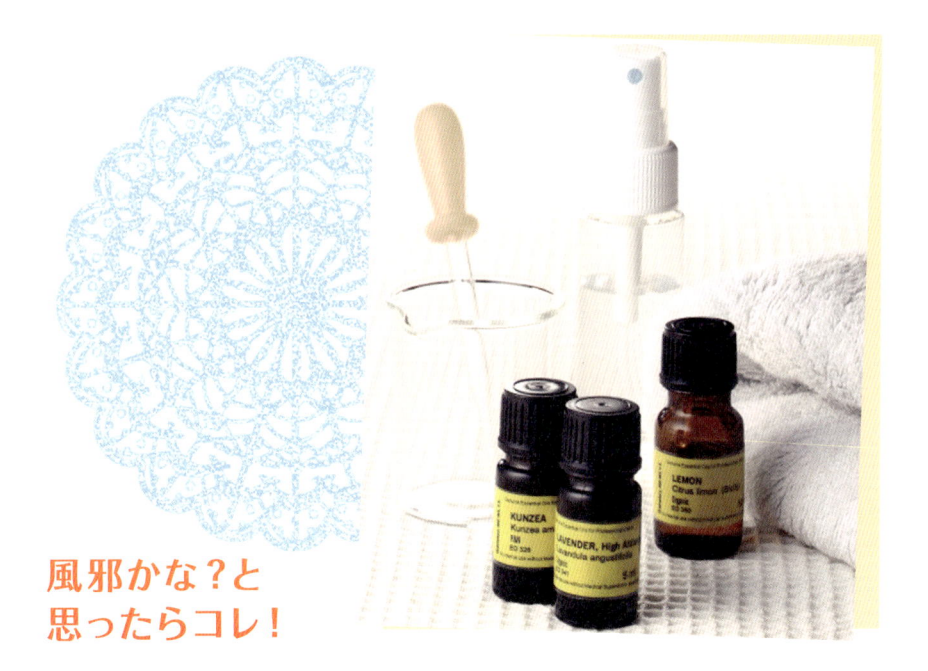

Episode

息子が風邪をひいたとき、インフルエンザのはやる時期は必ず作っています。

ティートリーは幅広い種類の菌やウイルスに対して効果があるので、1本あればいろいろな場面で使えてとっても重宝しています。オレンジやペチグレインのやさしい香りと合わせるととても気持ちのよい香りになり、子供も喜びます。

空気清浄＋加湿にも。1週間でなくなるのですが、精油と無水エタノールがあれば簡単に作れて便利。甥っ子、姪っ子には「アロマおばちゃん」と言われるくらい、どこでもシュッシュッとスプレーしています。

Recipe

無水エタノールに精油を混ぜ、ミネラルウォーターで希釈してスプレーボトルに移します。風邪がはやる時期、空気が悪いな…と思ったときに空間にスプレーします。

ティートリー	Melaleuca alternifolia	3滴
ラベンダー	Lavandula angustifolia	3滴
スイートオレンジ	Citrus sinensis	2滴
ペチグレイン	Citrus aurantium v. amara	2滴
無水エタノール		5ml
ミネラルウォーター		45ml

御子神 彩子さん　フレグラントアースワールド株式会社　http://fragrantearth.jp/

アロマと私	3歳になる息子がいるママです。アロマを始めて6年、今では生活の一部になっています。主人も含め、家族全員で使っています。
学校	フレグラントスタディーズ・ジャパン(FSJ)
資格	AEAJ認定アロマテラピーアドバイザー

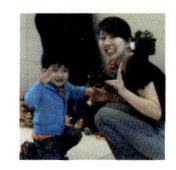

香りのこよみ
クリーンアップスプレー

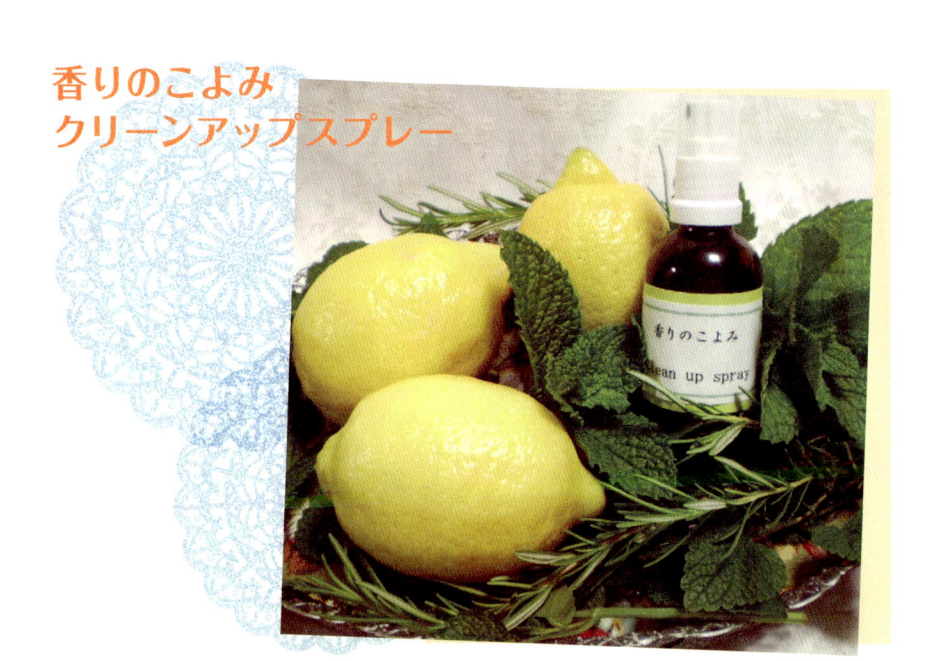

Episode

健康を維持するには、栄養・睡眠・運動に加えて感染症を未然に防ぐことが大切と考えます。

精油の殺菌・抗菌作用と心地よい香りを活用したスプレーを作り、生活の中で使っています。

中でも重宝しているこのブレンドは、さわやかで香りの後残りが強くないところも使いやすく、一本作って、水周りの掃除の仕上げや、部屋や車のエアフレッシュナー、シトラス調のミストコロンとして服にスプレーしたり、多目的に使えるリピートアロマスプレーです。

Recipe

クリーンアップスプレー(50ml)
① ガラスビーカーに無水エタノールと精油を入れて、ガラス棒で混ぜる。
② 精製水を①に加え更に混ぜ、遮光ガラス瓶のスプレーボトルに入れてできあがり。2週間で使い切ります(精油希釈濃度：2%)。

レモン	*Citrus limon*	12滴
ラヴィンサラ	*Cinnamomum camphora* CT cineole	3滴
コーンミント	*Mentha arvensis*	3滴
ティートリー	*Melaleuca alternifolia*	2滴
無水エタノール		30ml
精製水		20ml

墨谷 美智子さん　香りのこよみ　http://kaorinokoyomi.blog.fc2.com/

アロマと私　家族の在宅介護中、コーヒーの香りで食欲を取り戻す様子を目の当たりにし、嗅覚に興味を持ちました。アロマセラピストを目指して資格を取得。アロマテラピーを日本の風土に合った活用法でライフスタイルに楽しく取り入れる学びの場として教室を運営しています。

学　校　ギルフォードカレッジ オブ アロマセラピー(G.C.A)

資　格　国際資格IFPA認定アロマセラピスト
AEAJ認定アロマテラピーインストラクター

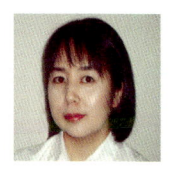

吹き出物や疱疹用スプレー

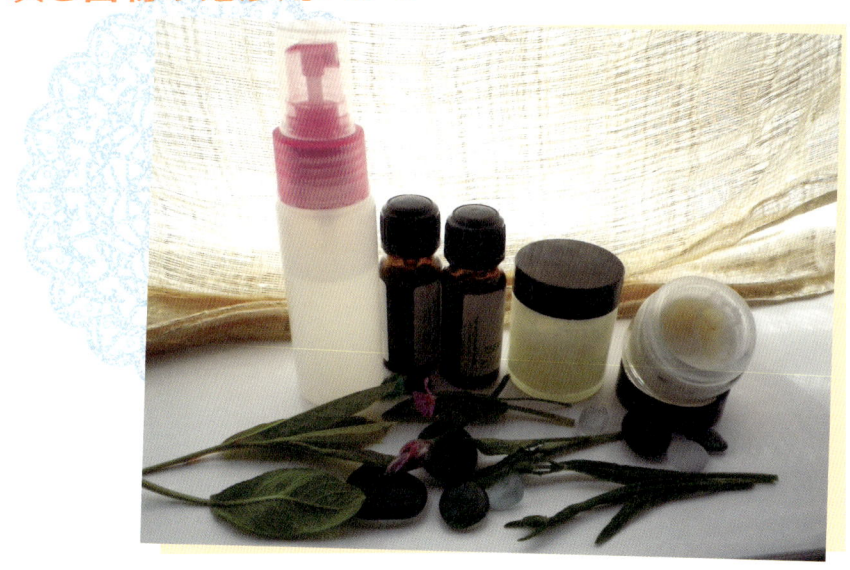

Episode

私の恋人はストレス性の吹き出物や疱疹が顔にできやすいので、サッと簡単にケアができるスプレータイプの消毒ブレンドを局所に使っています。

ティートリーとレモンの殺菌作用により、使用後は治りも早く赤みが引くようです。

Recipe

材料を容器に入れ使用前はよく振り、吹き出物ができてしまった部分にスプレーを一押しします。その後は、コットンなどで余分を拭き取ります。お肌が弱めな人には、レモン、ティートリーを少なめに入れ、ウォッカを精製水で薄めることをおすすめします。

お酒の好きな人にはたまらないレシピかもしれませんね。でもうっかり飲まないように！

ラベンダー	Lavandula angustifolia	3滴
レモン	Citrus limon	3滴
ティートリー	Melaleuca alternifolia	4滴
アルコール度数の高いウォッカ		50ml
スプレー容器		

＊スプレー容器はガラス、もしくはポリプロピレン製をおすすめします。

本多 由季さん

アロマと私 英国在住2年になります。マッサージやアロマテラピーに興味を持ち、勉強を始めました。初めは趣味程度でしたが、気づいたら学校へ通うほどまでのめりこんでいました。英国では、精油ももちろんのことハーブを普段の料理に用いることが多いので、とても身近な存在です。

学校 New College Durham, Foundation Degree in Complementary Health Care (IFPA認定校)

資格 国際資格IFPA認定アロマセラピスト

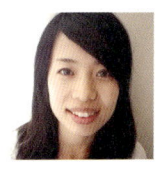

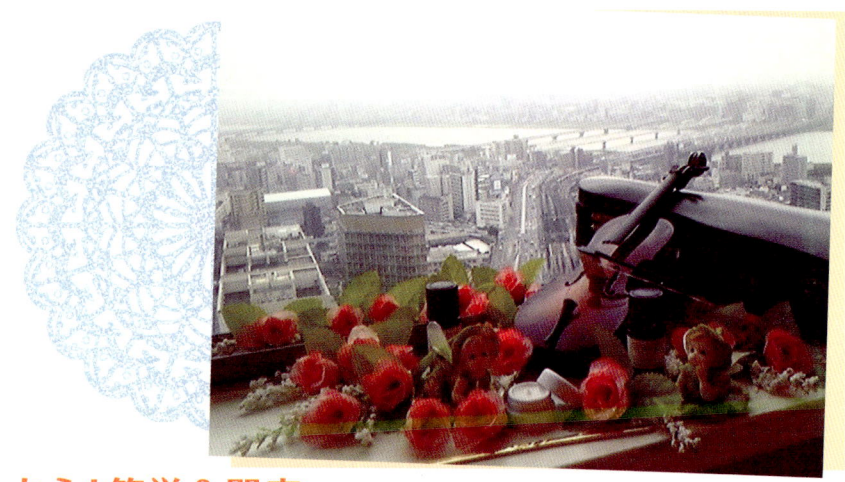

あら！簡単＆即席
風邪・インフルエンザ感染予防クリーム

Episode

クリームベースに精油を混ぜ、鼻の穴に塗って外気からのウイルスを自らの鼻でノックアウト！！

近年、風邪にかかりやすかったのですが、今年はまったく風邪もひかず快適に！！この、鼻の穴に塗るという方法は、私の勤務先サロンのゲスト様が、「海外出張が多く、海外出張のプロ達が飛行機等、海外で何のウイルスをもらうか怖いので、いつも鼻の穴に水をチョンチョンと付けてフライトで寝てますよ」と。

それをマネしても、水だとすぐ蒸発してしまいますので、精油＆クリームベースや、キャリアオイルを混ぜると、揮発も遅らせることができるのでいいのではないかと、応用してアレンジしてみました。

Recipe

おすすめのクリームは「ラカンワ オンクチュウ フィト ボディ ファーミング クリーム」(ボディ用ですが、セラピスト仲間ではひどい手あれにも活躍してくれる優れ物のクリーム)です。電車に乗っていて目の前で咳き込まれても即完成！！緊急時は、手の平にハンドクリームをつけ、ラヴィンサラ1滴、手に伸ばしがてら、鼻の穴入口にそっと塗りこみます。
何気なく、さりげなく、インフルエンザ・風邪感染予防が即席でできてしまいます。とても簡単で便利！！めんどくさがり屋さん・忙しい人にもおすすめです。
通勤や職場で街中で、感染予防にぜひご活用ください。

| ラヴィンサラ　　　Cinnamomum camphora ct cineole | 4滴 |
| クリームベース（またはナチュラルなハンドクリーム） | 10ml |

＊気分によっては精油をユーカリ・ラディアータ、ユーカリスミシー、ティートリー、ブラックスプルース、ラベンダーなどに変更してお使いください。

能勢 由美さん　　ホテル阪急インターナショナル イル・チェーロ　http://www.il-cielo-aroma.com/

| アロマと私 | モデル活動の傍ら、新人モデル育成のウオーキング講師を経てJEAと出合う。その後、フランスのエステ会社に勤務。2007年、サンリツ入社～スイスホテル南海大阪セラピストマネージャー～2012年、ホテル阪急インターナショナル　イル・チェーロにてセラピストマネージャー就任。モデル時代、自身・友人とさまざまな心身症とも闘った経験も活かして、ゲストのお悩み・美・元気Lifeのお役に立てるよう奮闘中。 |

| 学校 | ジャパン・エコール・デ・アロマテラピー(JEA) |
| 資格 | 特定非営利活動法人 日本スパ振興協会 プロスパアドバイザー |

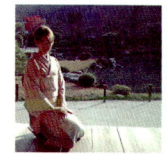

アロマのくすり箱

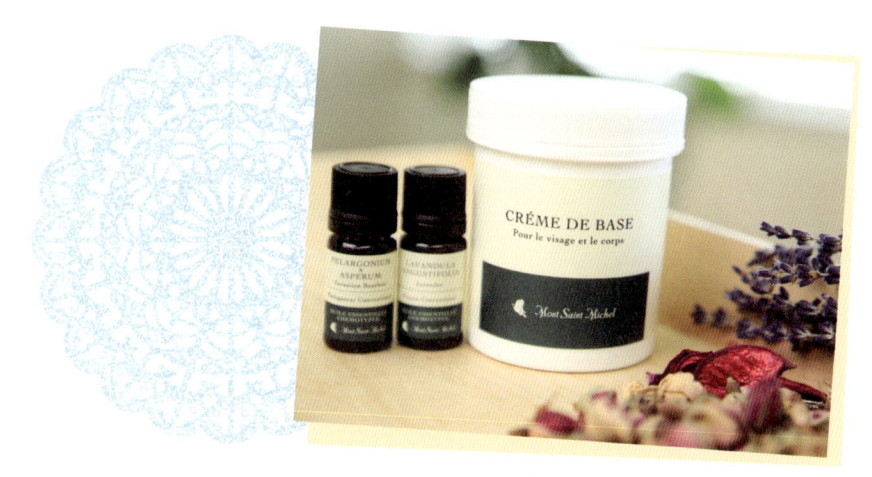

大人とティーンズのためのスポッツクリーム

Episode

子供がちょうど思春期で顔中に、とくにおデコにニキビをいっぱい作っていて、子供用のニキビ対策レシピを考えました。その時、自分も最近口の周りやアゴの辺りにポツポツと吹き出物ができて困っていたので、吹き出物にも使える簡単なニキビクリームがあったらいいなと思って考えました。

でも、やはり子供のニキビと違い、ストレスやホルモンバランスの乱れから来る大人ニキビと、子供ニキビでは、少し内容を変えたほうがよいと思いました。

大人用のホルモンバランスに働きかける吹き出物クリームと新陳代謝が活発で中性脂肪を多く含んだ、子供の脂っぽいニキビでは原因が違うので、簡単にできるクリームを2種類紹介します。

Recipe

容器にクリーム基材・オイル・精油をすべて入れて混ぜるだけ！

【大人ニキビ(吹き出物)クリーム】

フランキンセンス(乳香)	Boswellia carterii	2滴
キャロット	Daucus carota	2滴
ゼラニウム	Pelargonium graveolens	2滴
ローマンカモミール	Anthemis nobilis	2滴
ローズ芳香蒸留水		3ml
クリーム基材		20g

【子供ニキビクリーム】

ラベンダー	Lavandula angustifolia	2滴
ローズマリーシネオール	Rosmarinus officinalis CT cineole	2滴
ティートリー	Melaleuca alternifolia	2滴
ローマンカモミール	Anthemis nobilis	2滴
クリームベース		20ml

＊大人ニキビには、ホルモンバランスに働きかけるゼラニウムやローズ芳香蒸留水、肌の再生促進を助けてくれるキャロット、フランキンセンス、炎症や乾燥・かゆみ・湿疹を抑えてくれるローマンカモミールを合わせたブレンドです。
＊思春期のニキビには、殺菌力のあるティートリー、収斂作用があるローズマリー、鎮静・殺菌作用のあるラベンダー、かゆみを抑えるローマンカモミールなどを合わせています。
＊ジェルに混ぜる場合はジェルベース40mlに上記の精油を加えてください。

高岡 千恵さん アロマテラピー関連グッズのオンラインショップ『アロマショップ』 http://www.aromastore.jp/

アロマと私 アロマの勉強を始めてまだ日は浅いですが、アロマと関わられるお仕事をさせていただいているおかげで、素晴らしいセラピストさんや講師の方々に巡り会えて毎日楽しく過ごしています。
日常生活の中で簡単に使えるアロマをもっとたくさんの人に知っていただけるようなお仕事をこれからもしていきたいと思っています。

学校 ジャパン・エコール・デ・アロマテラピー(JEA)

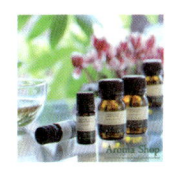

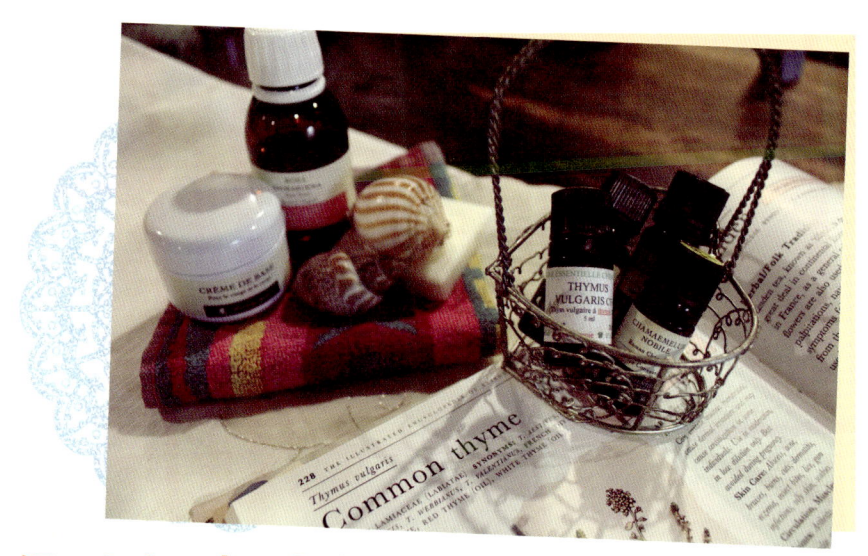

汗っかきの夫のために♪
あせもクリーム

Episode

汗っかきの夫が夏の暑いときに、汗をかいたところが赤くただれてしまうことが時々あるのですが、精油を使ったクリームを塗るとすぐに赤みが引くのでとても重宝しています。殺菌作用と炎症を鎮める作用を持つ精油や芳香蒸留水が功を奏します。

クリームベースというのは、アロマテラピー用に販売されている基材です。私が気に入っているクリームベースは、植物油を混ぜて保湿効果を高めたり、芳香蒸留水を加えてミルクローションのようにしたりできるので、とても重宝しています。

Recipe

容器に入れて混ぜるだけのカンタンレシピです。

タイムチモール	Thymus vulgaris CT thymol	3滴
ティートリー	Melaleuca alternifolia	3滴
ラベンダー	Lavandula officinalis	2滴
ローマンカモミール	Anthemis nobilis	2滴
ローズ芳香蒸留水	Rosa damascena	5ml
クリームベース		45ml

＊タイムチモールは刺激がありますが、殺菌作用が抜群です。タイムの割合を低く抑えることと、ラベンダーを入れることで刺激を抑制します。精油の刺激が気になるお肌の弱い方は、タイム1滴、ティートリー1滴、ラベンダー3滴、ローマンカモミール1滴、クリームベース25mlで作るのがオススメです。

ギル 佳津江さん　ジャパン・エコール・デ・アロマテラピー(JEA)校長　http://www.aromaschool.jp/

アロマと私
ロンドンに住んでいた頃、ふと立ち寄った自然コスメのお店に並ぶ何種類もの小さな精油のビンとの出合いが、アロマとの初めての出合いでした。それから20年、家でも外出先でも、毎日アロマな生活を過ごしています。きちんとわかればとってもカンタンに取り入れられるアロマをたくさんの方に知っていただきたいです。

学校
英国 クレア・マックスウェル・ハドソン・スクール
英国 モーリーカレッジ・アロマセラピーコース
英国 スクールオブスポーツマッサージ
オーストリア ボッダーアカデミー

資格
英国IFPA認定アロマセラピスト
ボッダーアカデミー認定リンパドレナージ(MLD)セラピスト
英国RSAスポーツマッサージセラピスト
AEAJ認定アロマテラピーインストラクター
AEAJ認定アロマセラピスト
JAA認定アロマコーディネーター
米国ラ・ストーンセラピスト　他

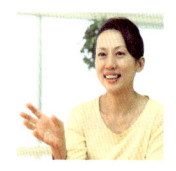

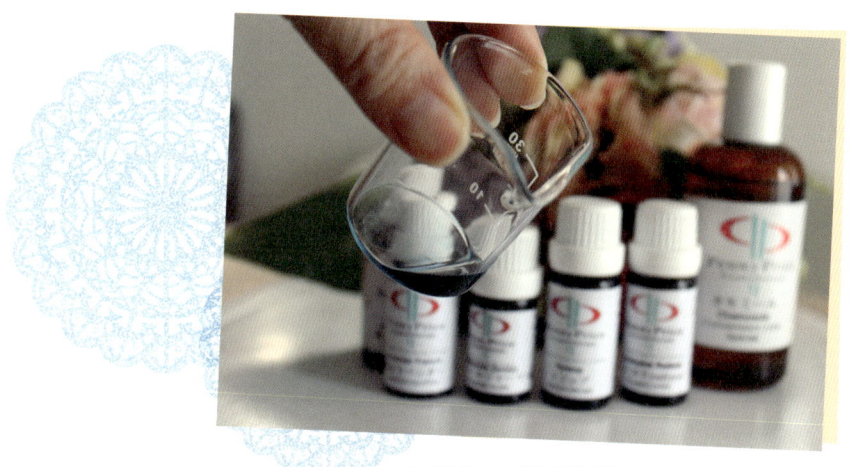

年々増える花粉症のお客様に効果的!

Episode

花粉症のクライアント・友人が、年々、増えているような気がします。

黄砂に対して状態が悪化している方にアロマトロジーを適用してみたところ、私も驚くほど明らかにアロマの成果を感じました。鼻が詰まる。目は赤い。そして体が熱っぽい・体がだるくて仕事もできない状態の男性のクライアントに試しました。1時間後には、すっきり。その後はセルフケアとして入浴時、サロンで使うより濃度を薄めたローションを使用していただきました。黄砂が飛来してくる時期、アレルギー症状の自覚はあるものの仕事に支障がない状態をキープしていただいています。

他の数人のクライアントにも同じ結果で、喜びの言葉をいただきました。

Recipe

3種類を10滴ずつキャリアオイル10ccにブレンドし、背面の上部・首・肩などに塗布、フィルムで覆い10分ほどそのままにして休んでいただくことを実施しました。
この3種類のブレンドにペパーミントを加えた4種類の精油の1.5%濃度クリームは、ホームケアに使用していただきます。

ヒソップ	Hyssopus officinalis	10滴
ジャーマンカモミール	Chamomilla recutita	10滴
ユーカリ・ラディアータ	Eucalyptus radiata	10滴
キャリアオイル(何でも)		10cc

＊ヒソップは、まだアロマ経験の浅い方には注意して使用すべき精油ですが、これに含まれる成分のケトンの抗アレルギー・抗カタルに対して有効なことを考慮して使用しました。アロマ経験の浅い方は、濃度を薄くしてご使用ください。

＊アロマトロジー……もともとはフランスで医療従事者がおこなうアロマテラピーのことで、精油の薬理作用を最大限に発揮させるアプローチ。高濃度で皮膚に塗布する方法もその適用方法のひとつ。高い効果も期待できますが、医療用の精油を用いて医療と精油の詳しい知識を兼ね備えたプロのアロマセラピストがおこなうべきもので、一般の人がメディカル品質でない精油でむやみにこの方法をおこなうことは危険です。

塩田 知恵子さん　ティリィア　http://www.tilia.jp/

アロマと私	福岡でIFPA・IFA認定スクールを運営、日本での認定セラピスト育成をおこなっている。ペニー・プライスに直接指導を受けながら、サロンの現場でもクライアントに最新のアロマを取り入れながら、結果を出せるアロマテラピーの実践に取り組んでいます。
学校	シャーリープライスアカデミー(英国本校)
資格	国際資格IFPA認定アロマセラピスト・プリンシパルチューター 国際資格IFA認定アロマセラピスト・プリンシパルチューター

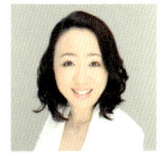

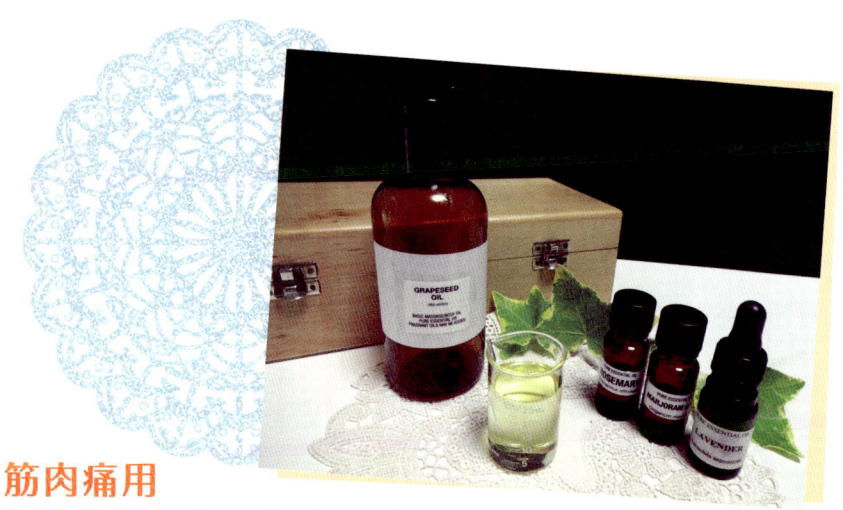

筋肉痛用
ミルクローション&オイル

Episode

思春期の身体も心もほぐします！

反抗期がまだ終わらず、ほとんど話すことのなくなった我が息子。素直だった小学生の頃から筋肉痛になると、よくこのオイルを塗ってマッサージをしてあげていました。
受験を終えて進学、運動部に入部して久しぶりの練習から戻ってくると、珍しく自分から「筋肉痛のオイル作って〜」と言ってきました。オイルをぬりながら、思いがけず新しい学校のことや部活の話を聞くことができました。翌朝「筋肉痛は？」の問いに「チョーヤベー（訳：まったくない!）オイル恐るべし」との返答と笑顔が。

家族みんなの筋肉痛だけでなく息子の心もほぐしてくれる、我が家にはなくてはならないブレンドです。

Recipe

グレープシードオイルまたはローションベースを容器に入れ、精油を加えてよく混ぜます。
血流を促し筋肉に溜まった老廃物を除去して痛みを和らげる精油の組み合わせです。アレンジする場合は精油をそれぞれ4滴ずつにして、夏は清涼感を与えるペパーミント、冬は身体を温めるブラックペッパーを3滴加えるのがおすすめです。夏場の暑いときは、グレープシードオイルよりもクリームローションベースのほうがべたつかずにさっぱりします。

ローズマリー	*Rosmarinus officinalis*	5滴
マジョラム	*Origanum marjorana*	5滴
ラベンダー	*Lavandula angustifolia*	5滴
グレープシードオイル		30ml
または、クリームローションベース		

高他 弘美さん　eAroma

アロマと私　5年間のイギリス滞在中に精油と出合い、それ以来アロマテラピーの魅力にとりつかれてしまい10年以上がたちます。子育て中にアロマを学び、セラピストとして本場のイギリスで活動したことを生かし、帰国後も主に母親を対象とした講座やトリートメントをおこなっています。現在は英会話の講師もしておりますが、私の教室の子供たちはアロマが大好きです！

学校　MHスクール・オブ・ホリスティック・スタディーズ UK

資格　国際資格IFPA認定アロマセラピスト
MIFPA

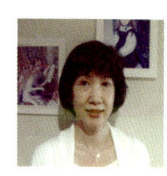

ポッコリお腹をスッキリと

Episode

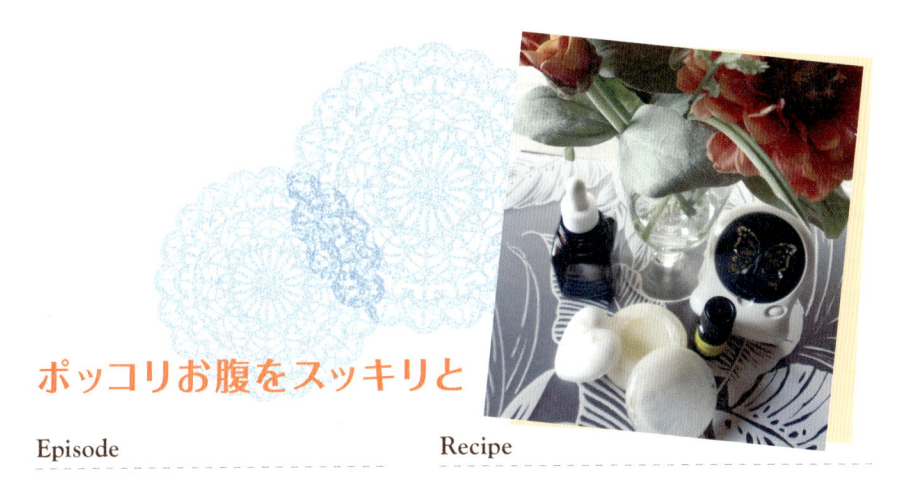

セルライトは肥満型の人だけではなく痩せた人にも局所的に見られます。老廃物が溜まった状態になっているのですが、女性に多く見られます。とくに太もも・お尻・二の腕・お腹と太り方は違います。
定期的に運動をしたり、脂肪分の多いものの摂取を控えたりすることはもちろんですが、過度の塩分・カフェイン・アルコールは症状を悪化させます。

アロマテラピーはいろいろな精油の作用でスリミングにも役立ちます。急激には体重を減らすことはできませんが、いろいろな薬理効果で肥満対策になると思います。また、リバウンドにも悩む方が多いのですが、精油を用いて不安定感を和らげたり、ストレスから来る精神安定にも役立ちます。

リンパの流れを促進しますので、家庭で楽しく自分でポッコリお腹がなくなっていくのを楽しみましょう♪

Recipe

【アロマバス】
38～40度くらいのお湯にバスソルト(大さじ2)かキャリアオイル(小さじ1)にグレープフルーツの精油を加えて混ぜ、お腹や太ももなど気になる部分をマッサージしながら入浴する。

【マッサージ】
スイートアーモンドオイルにすべての精油を加え、気になる部分をマッサージする。とくに風呂上りは血行がよいので効果的。

サイプレス	Cupressus sempervirens	2滴
ジュニパーベリー	Juniperus comnunis	2滴
ゼラニウム	Pelargonium asperum	1滴
ローズマリーカンファー	Rosmarinus officinalis CT canphor	1滴
スイートアーモンドオイル		25ml

【食欲を抑える香りスプレー】
無水エタノールに精油を入れてから精製水を加え、よく振る。ダイエットには精神面のケアが大事なので、食べたい欲求が起こったらスプレーを使い、食べなくても平気という条件づけをする。

グレープフルーツ	Citrus paradisi	6滴
ラベンダー	Lavendula angustifolia	4滴
精製水		45ml
無水エタノール		5ml

竹井 文子さん　Aromatherapy 風波　HPはただいま準備中

アロマと私	アロマテラピー!! 何となく体にいいかしら、と感じていたことが私の更年期には素晴らしい助けとなったことに感動し、勉強を深めることになりました。精油、植物油、浸出油などの香り・効能を各分野に応用し、楽しく安全で、快適に取り入れ生活をしていきたいと考えています。
学校	フレグラントスタディーズ・ジャパン(FSJ)
資格	国際資格IFA認定アロマセラピスト AEAJ認定アロマテラピーインストラクター AEAJ認定アロマセラピスト

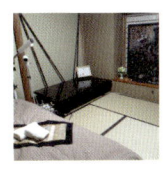

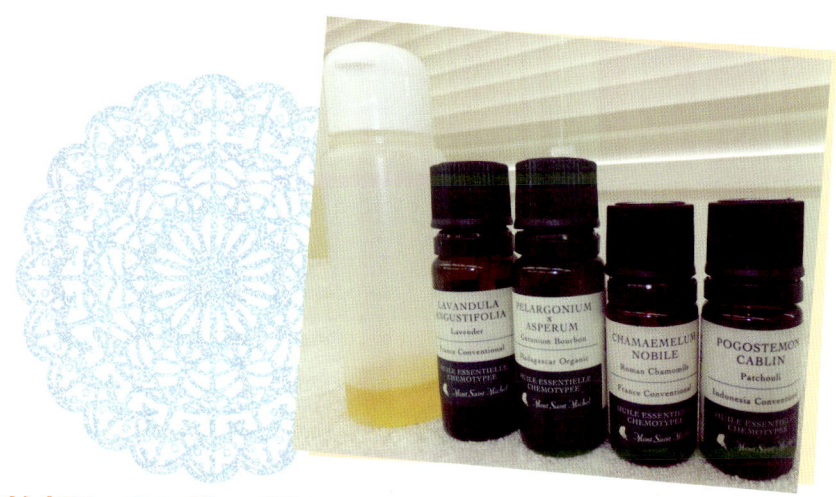

乾燥してかゆい肌に
～やさしい香りの保湿オイル～

Episode

乾燥肌で、思わずかいてしまったあとは…

立ち仕事が多く、夕方になると脚がパンパンにむくんでいました。そこで着圧式のソックスを履いていたのですが、冬場の乾燥した肌には、それ自体が刺激で、はき口のゴムのところが擦れて皮膚がだんだん赤く、かゆくなってしまいました。しばらく放っておくと、赤みの部分が広がり、かゆみも増す一方に…。

そこで、皮膚にいい精油をいろいろブレンドし、一番自分にあったブレンドを見つけたのです。

甘すぎる香りは苦手なのですが、このブレンドは甘すぎず、やさしい香りに仕上がりました。また、香りが比較的長くもつのでお風呂上りに塗っても寝る時までなら、ほんのり香ってきます。

Recipe

材料を合わせて容器に入れるだけの簡単レシピです。

パチュリ	Pogostemon patchouli	1滴
ローマンカモミール	Anthemis nobilis	1滴
ゼラニウム	Pelargonium graveolens	3滴
ラベンダー	Lavandula officinalis	3滴
ホホバオイル		20ml

安藤 紗梨さん

アロマと私 3年間リラクゼーションサロンで働いていたのですが、そこでは一切アロマはありませんでした。しかし、将来のことも考えて以前から興味のあったアロマを学ぼうと思い、より深く勉強できるIFPAの資格にしようと思いました。

学校 ジャパン・エコール・デ・アロマテラピー(JEA)

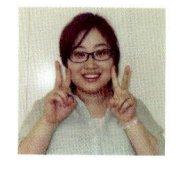

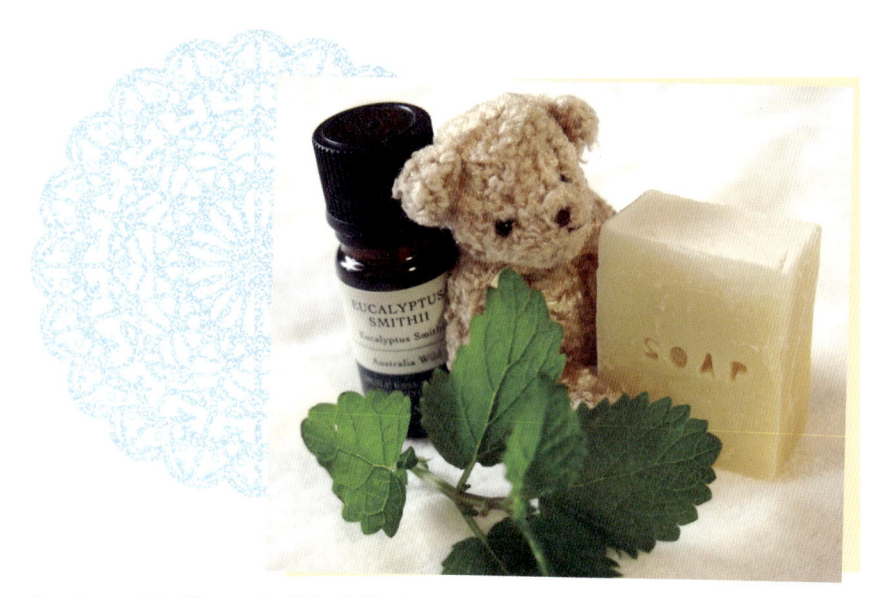

小さな子供にもやさしい
咳用レスキューブレンド

Episode

気管支が少し弱い娘は風邪をひくとひどい咳で眠れないこともしょっちゅうです。そんな娘のために作るブレンドです。

このブレンドをお部屋に香らせたり、ジェルに混ぜて胸に塗ったり、お風呂に入れたり。

このブレンドのおかげで、ひどく咳き込む娘もすやすや眠ることができます。一緒にブレンドする時、娘はサイプレスをかぐときには深呼吸し、オレンジをかぐときには唾を飲み込み…子供の感性にはいつも驚かされます。

Recipe

芳香用レシピです。

サンダルウッド(白檀)	*Santalum album*	1〜2滴
サイプレス	*Cupressus sempervirens*	4滴
ラベンダー	*Lavandula angustifolia*	3滴
又は、オレンジ	*Citrus sinensis*	

＊サンダルウッド：去痰作用や抗炎症作用など咳を鎮める。
＊サイプレス：鎮痙作用による咳の症状の緩和。
＊ラベンダー、オレンジ：状況に応じて使用してください。眠れなかったりぐずったりに対するリラックス目的で。
＊ジェルに混ぜる場合はジェルベース40mlに上記の精油を加えてください。

大井 雅子さん　ホテル阪急インターナショナル イルチェーロ　http://www.il-cielo-aroma.com/

アロマと私	ホテル阪急インターナショナル内アロマトリートメントサロン「イルチェーロ」に勤務しています。自分自身のアロママタニティライフを通じて、あらためてアロマテラピーの恩恵を感じることができ、お客様にも感じていただけるよう頑張っています。
学校	ジャパン・エコール・デ・アロマテラピー(JEA)
資格	AEAJ認定アロマテラピーインストラクター 日本エステティック協会認定エステティシャン

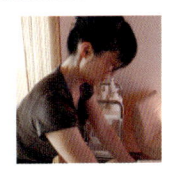

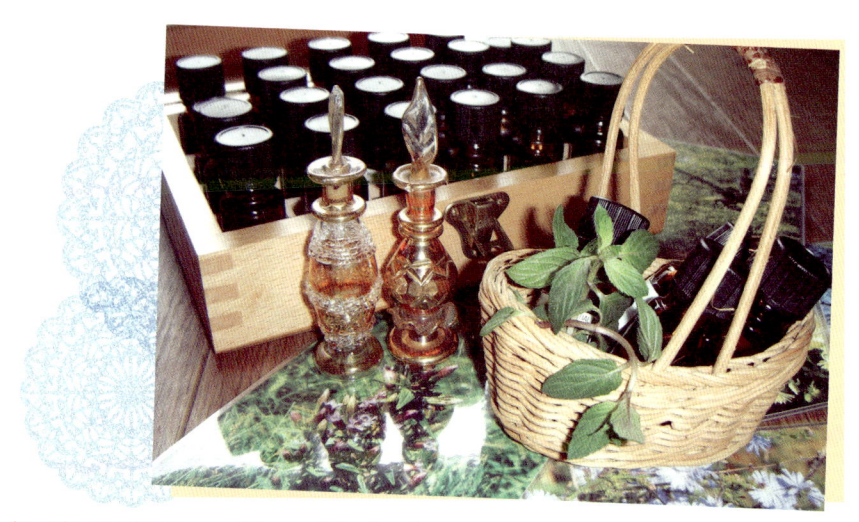

便秘解消マッサージオイル

Episode

便秘解消でHappy Life。
現代病である、便秘に悩まされている女性は多いと思います。お腹が張って苦しいからと、手っ取り早く下剤を飲んでしまうのですよね。けれど下剤を飲んでしまうと、いつ来るのかわからないので、すぐトイレへ行ける状況でないと不安で外出もできなくなってしまったり…。

クライアント様の声で「当時は5日出ないのが普通だったのに、今では毎日出ます！！たまに1日出ないと気持ち悪くて」と、大変喜ばれているアロマブレンドです。

ブレンドレシピの使用方法は、ブレンドオイルで尾骶骨、お腹の周りを時計回りに少し強めにマッサージします。結果が出るのには個人差があります。3カ月～半年続けてみてください。日常生活で食物繊維を取り入れた食事を心がけ、水を1日1リットル飲む。または、リフレクソロジーもおすすめです。

Recipe

容器に入れて混ぜるだけの簡単レシピです。

マンダリン	Citrus reticulata	2滴
ブラックペッパー	Piper nigrum	2滴
ペパーミント	Mentha piperita	2滴
キャリアオイル		20ml

＊ブラックペッパーは皮膚刺激があります。肌の弱い方はキャリアオイルを30mlに対して精油を全部で6滴、それぞれ2滴ずつで作ることをおすすめします。

＊10日間以内に使い切ります。もう少し長く使用する場合には、ビタミンEを少々加えると保存期間が1カ月延長できます。冷暗所で保管すると品質の維持ができます。

小針 裕香さん　Holistic.sandglass　http://www.sandglass-aroma.com/

アロマと私　自分自身をコントロールできる自分でありたいと、アロマテラピーを学び始めました。今は、Mind, Body & Spiritのバランスを保つことにより、自分らしく生きられることができるようになりました。ホリスティック・セラピストとしてサロンを訪れるクライアントの方々のストレスや不安を和らげるお手伝いに力を入れています。

学校　MH スクール・オブ・ホリスティック・スタディーズ

資格　Holistic Aromatherapy Diploma(IFPA,UK)
インガム・メソッド・リフレクソロジーDiploma(USA,IIR)
MHSC認定BFRプラクテイショナDiploma
Pregnancy and Baby Massage Certificate
Indian Head Massage Certificate

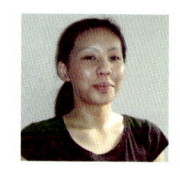

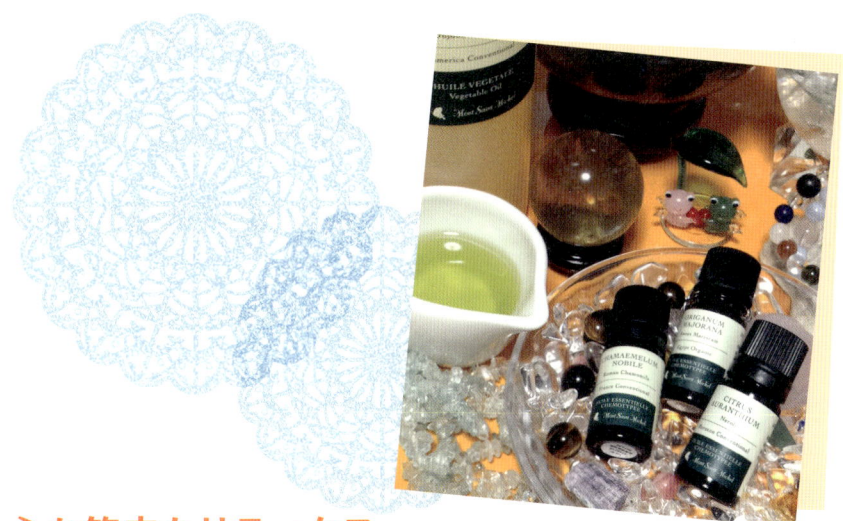

心も筋肉もリラックス
コリほぐしマッサージオイル

Episode

仕事のストレスから耳鳴りや目まいの症状に悩まされていた頃に、アロマスクールの授業でセルフケアの課題が出て、少しでも症状が緩和すればと思い考案しました。

先生からもアドバイスをいただき、完成したオイルを首筋にやさしくマッサージをし続けていると、不快な症状が軽減し、首のコリもとれてきました。通院している整体院の先生からも「首筋がとても柔軟になってきていますよ」と言っていただけました！

癒し系の香りの中にブラックペッパーがスパイシーなパンチを利かせて、ほっこりしながらもスッキリ凝りがほぐれるマッサージオイルです。

Recipe

コリやだるさを感じる部分をやさしくマッサージ。

ゼラニウム	Pelargonium graveolens	2滴
マンダリン	Citrus reticulata	2滴
ラベンダー	Lavandula angustifolia	2滴
ブラックペッパー	Piper nigrum	1滴
ローマンカモミール	Chamaemelum nobile	1滴
ベースオイル		20ml

＊私はアトピー肌で乾燥気味なので、ベースオイルはグレープシードオイルとホホバオイルを1対1で混ぜます。
＊マンダリンをネロリ(Citrus aurantium)やベルガモット(Citrus bergamia)に変える時もあります。

中橋 朋子 さん　　Healing Place 天真爛漫　http://s.ameblo.jp/hyperton/

アロマと私	アロマテラピーと出合い、「精油」が私にいろいろな力を貸してくれました。「香り」が傍にある素敵な生活を皆様にお伝えしていきたいと思い、アロマテラピーとパワーストーンを使ったヒーリングをご提供するサロンをしています。
学　校	ジャパン・エコール・デ・アロマテラピー(JEA)
資　格	AEAJ認定アロマテラピーアドバイザー メディカルハーブハーブコーディネーター

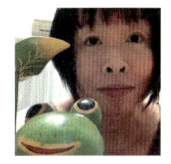

ぐっすりお休みブレンドオイル

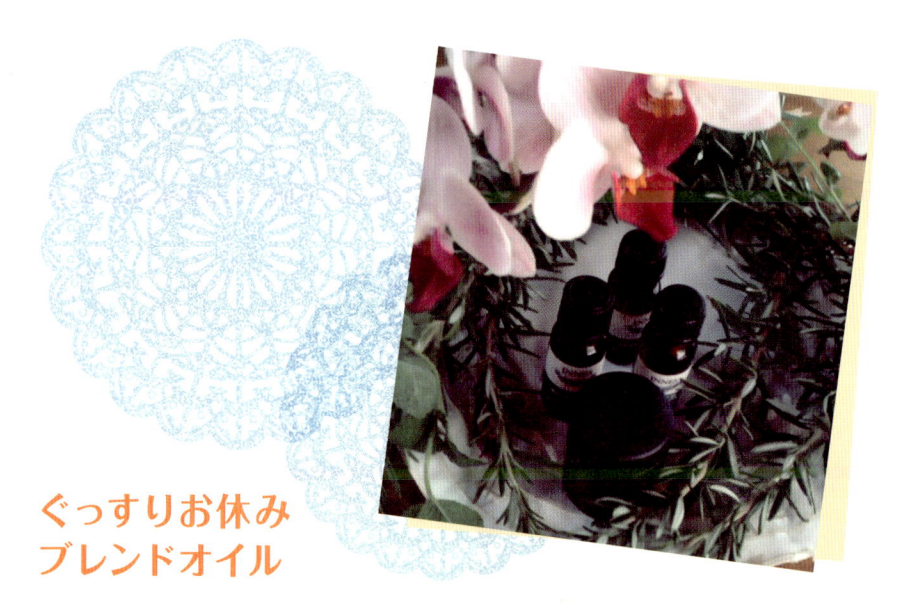

Episode

89歳になる高齢の母が肝がんになり、浮腫と体のだるさ、不眠に悩まされ、少しでも母が楽になれるように、アロママッサージを日々おこないました。

足の冷えもあり、始める前にフットバスやホットタオルで十分に温めて横に寝かせ、浮腫の様子を見ながら、軽くやさしい圧でマッサージをしました。ゆっくりと母の呼吸に合わせ、温かい手で繰り返しマッサージをすると母はいつの間にか眠っていました。また、入院中は精油をホワイトローションに混ぜるとべとつかず、とても重宝しました。

母の表情も穏やかになり、笑顔を見せてくれて、その夜は「ぐっすり眠れた」と、とても喜んでいました。

Recipe

蓋付きの遮光瓶にスイートアーモンドオイルを入れ、精油3種を入れる。作ったブレンドオイルは冷蔵庫に保存し、早めに使い切ってください。(精油希釈濃度：1%)

レモン	*Citrus limon*	2滴
ジュニパーベリー	*Juniperus communis*	2滴
ローズマリー	*Rosmarinus officinalis*	2滴
スイートアーモンドオイル		30ml

上村 信子さん

アロマと私 子どもの健康を守りたいと、生活のなかにアロマを取り入れてみました。知れば知るほどに魅かれ、アロマセラピストに。やがて母の介護へと結びつきました。

学校 ギルフォードカレッジ オブ アロマセラピー(G.C.A)

資格 国際資格IFPA認定アロマセラピスト
幼稚園教諭

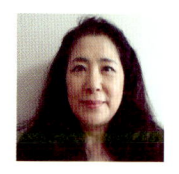

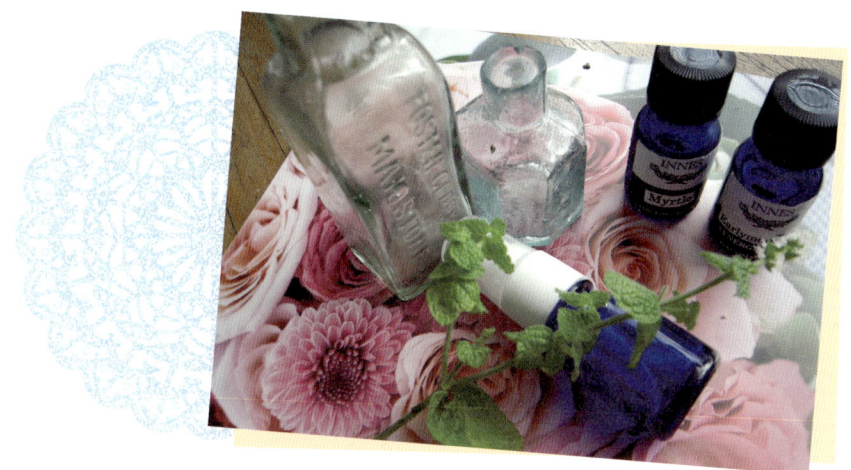

身体を休ませるためのオイル

Episode

ペパーミントは痛みのある時にとても効果があります。

【クールダウン】
ボウルに水を張り、ペパーミントの精油を落とし入れた中に、化粧用コットン(厚めの物)または、ガーゼハンカチを入れて軽く絞り、患部に当てて冷やします。
鎮痛効果があり、夏場はとくに火照った肌をクールダウンさせます。またビニール袋に入れ、保冷剤と一緒に保冷用の小物入れに入れて持ち歩くと、外出先での使用に重宝します。汗のニオイも抑えられます。

【疲労回復】
疲労回復には、お風呂上りにクリームベース(無香料)に精油を混ぜ合わせ、疲れた手足・背中・腰に塗ります。2〜3日後には痛みも緩和され、体が軽くなり、眠りもよくなります。

Recipe

【クールダウン】

| ペパーミント | Mentha piperita | 2滴 |
| 精製水 | | 200ml |

＊ペパーミントは皮膚刺激性がありますので、子供や肌の弱い方は避けた方がよいでしょう。

【疲労回復】
クリームベースに精油4種を入れよく混ぜればできあがり。
(精油希釈濃度：1.5%)

レモン	Citrus limon	1滴
ラベンダー	Lavandula angustifolia	2滴
ブラックペッパー	Piper nigrum	2滴
ジュニパーベリー	Juniperus communis	1滴
クリームベース		30ml

清水 静子さん

アロマと私
アロマの1日講座を受講して、精油の香りが自然に体の中に入ってきたこと、娘がアトピーであることで、精油の勉強をしたいと思い、G.C.A.に入学しました。精油が古代から人々の生活と深く係わり、精神や身体も治癒していたなど、自然のもつエネルギーにとても感動しました。

学校 ギルフォードカレッジ オブ アロマセラピー(G.C.A)

資格 Certificate in Basic Aromatherapy
ジャズダンスインストラクター

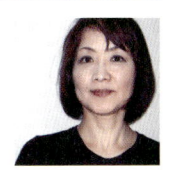

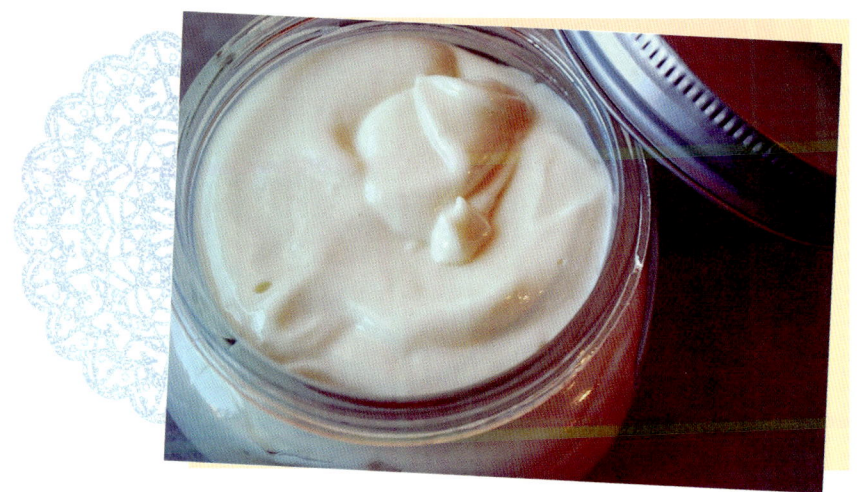

子供のためのアトピーケアクリーム

Episode

娘がアトピーなので日々のケアのために全身用の抗炎症クリームを作っています。お風呂上がりや朝起きたとき、プールの後に塗るためにも持たせています。

以前はシアバターやココアバターなど他のワックスも試したのですが、かゆみが出やすかったので、現在は安価で刺激の少ないオリーブワックスを乳化剤として使用することが多いです。キャリアオイルも初めはホホバオイルだけで作っていましたが、抗炎症によいものをいろいろ試した結果、現在はここで紹介する組合わせが定番になっています。

夏は加えるお湯の量を増やしてローションっぽくさらっと仕上げ、乾燥が進む秋冬は逆に水分を減らし加えるワックスの量も少し増やして、こってりクリームに仕上げています。

Recipe

①*印の材料をボールにすべて入れ、ワックスが溶けるまで湯煎にかける。②①と同量の70度以上のお湯を①に加えて冷めるまで混ぜ続ける。③冷めたら容器に移し替え、精油を加える(精油希釈濃度:1.95%)。

ヤロウ	Achillea millefolium	10滴
ジャーマンカモミール	Matricaria recutita	10滴
メリッサ	Melissa officinails	5滴
ゼラニウム	Pelargonium graveolens	6滴
パルマローザ	Cymbopogon martini	8滴
*カレンデュラ浸出油	Calendula officinalis	10ml
*フラックスシードオイル(亜麻仁油)	Linum usitatissimum	10ml
*ヘンプシードオイル	Cannabis sativa	10ml
*ホホバオイル(未精製)		100ml
*オリーブワックス		全体の8～10%(体積)
*お湯(精製水)		140ml

五十嵐 桂子さん　IMSI ザ インターナショナル メディカルスパ インスティテュート　http://www.imsi.co.jp/

アロマと私　自然療法の総合学院IMSI講師 IFPA認定アロマセラピスト。アロマテラピーを学ぶまでは、リフレッシュするために市販のものを購入していましたが、学んでからは体調や気分に合わせてジェル・軟膏・シャンプー・コロンまで日々の生活にフル活用して楽しんでいます。

学校　IMSI ザ インターナショナル メディカルスパインスティテュート

資格　国際資格IFPA認定アロマセラピスト

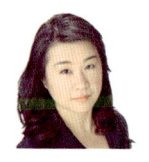

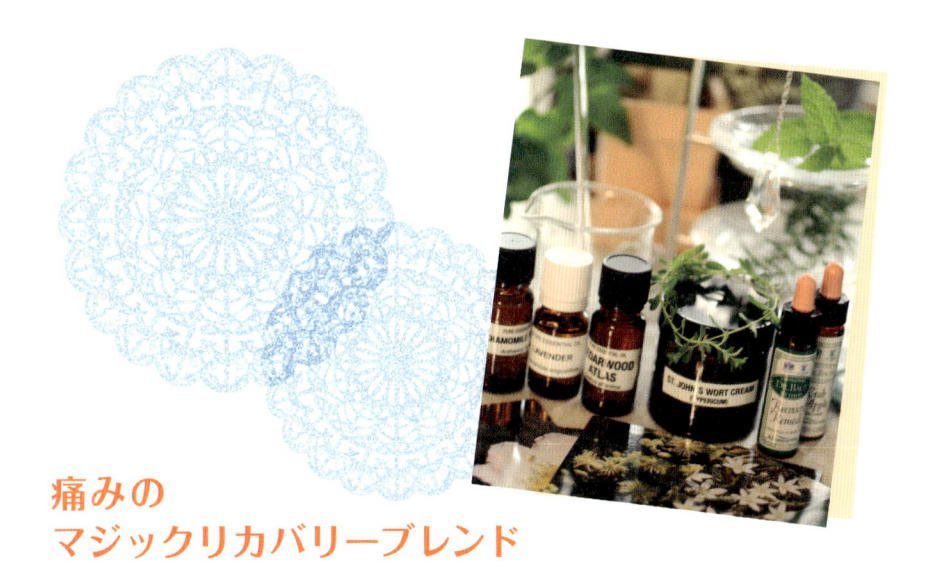

痛みの
マジックリカバリーブレンド

Episode

腱鞘炎・腰痛・膝痛などの痛みを和らげるブレンドです。
腱鞘炎の痛みで困っていたとき、このブレンドのオイルで1日1～2回のマッサージを続けることにより、傷みが引き、1～2カ月後には回復しました。また、娘の指が重い石の下敷きになり、指と爪がひどい内出血を起こした時も、このオイルを1日何回も患部に垂らすことにより、2日ほどでひどい内出血は引き、爪も保持でき、早く回復しました。
セントジョーンズワートは、慢性の腱鞘炎、ばね指、腰痛、膝痛に効果的です。このブレンドは、骨・関節・筋肉の消炎作用、鎮静・鎮痛作用が期待できます。突然のケガによるショックに、フラワーエッセンスのリカバリーまたはエマージェンシーを4～8滴オイルにブレンドすると痛みの緩和に役立ちます。クライアント様にも好評です。

Recipe

ヨーロッパやイギリスでは、古くから新鮮なセントジョーンズワート(洋オトギリソウ)の花をオイルに浸してSt.John's Wort Oilを作り、各種外傷、神経痛などに使ってきました。オイルの淡赤色は、優れた成分のヒペリシンの色です。
淡赤色のオイルなので、べたつきや色移りが気になる場合は、アロマテラピー用のクリームベースにセントジョーンズワートの抽出液を入れたクリームをおすすめします。

ラベンダー	*Lavandula angustifolia*	6滴
ローマンカモミール	*Anthemis nobilis*	2滴
シダーウッド	*Cedrus atlantica*	2滴
セントジョーンズワートオイル(抽出油)		20ml
あれば、リカバリーエッセンス(フラワーエッセンス)		4滴

＊セントジョーンズワートオイル(抽出油)または、セントジョーンズワートクリームをお使いください。
＊妊娠初期は使用を控え、妊娠中は、シダーウッドを除いてブレンドしてください。保存は茶色ガラス遮光ビンで、できれば1カ月以内に使い切ってください。

杉山 智子さん　SophiAroma(ソフィアローマ)　http://ameblo.jp/sophiaroma/

アロマと私　病気の経験から、心と体を養生し自然治癒力を高めることが心身の健康に不可欠と気づきました。1995年より英国アロマテラピー、レイキなど代替療法、東洋医学、気学を学び、心と体のサインを読み解き心豊かに生きる独自の統合療法、陰陽五行アロマテラピーを施術、養生法を丁寧に指導しています。

学校　MHスクール・オブ・ホリスティック・スタディーズ

資格　国際資格IFPA認定アロマセラピスト
欧米国IIR公認インガムメソッドリフレクソロジスト
英国Dr.Bachフラワーエッセンスプラクティショナー

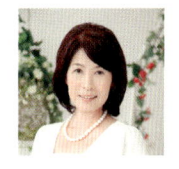

ショップ案内

Mont Saint Michel（モンサンミッシェル）

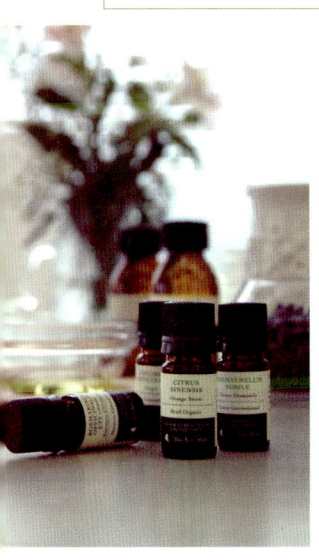

　Mont Saint Michel の精油は、フランスで20年以上にわたって医療機関へ精油の卸販売をおこなっている老舗ラボラトリーから直接仕入れています。

　医療現場や薬局で取り扱う精油のため、必ずロットごとの成分分析をしています。適正成分が含まれていることはもちろん、香りにもとことんこだわったものを厳選。たとえオーガニックであっても香りや品質がよくないものは扱わないなど、精油・キャリアオイルは、香り・成分・栽培法、どれにも偏らないバランスのとれた目によって選ばれています。

　メディカルアロマの本場、フランスのプロの薬剤師から私たちのもとへ空輸で直接届きます。混ぜ物や不純物が入ることはありません。万全の品質管理でお客様に届きます。

　プロユースのエッセンシャルオイル、キャリアオイルのほか、フローラルウォーターやハーブティ、アロマクラフト基剤など、アロマテラピーを楽しく気軽に生活に取り入れられるアイテムが揃っています。最小ロット1本からの販売や、お客様ブランドでの精油開発企画（OEM）もおこなっています。

●商品ラインナップ
- エッセンシャルオイル（野生、オーガニック多数）
- ベジタブルオイル（キャリアオイル）
- フローラルウォーター
- アロマテラピー用基材
- ハーブティ
- 香り玉ペンダント
- その他アロマ雑貨、ハーブ飲料

【商品取扱店】
- Mont Saint Michiel　HP: http://www.montsaintmichel.jp/
- JEAスクール　HP：http://www.aromaschool.jp/
- WEBショップ　Aroma shop　HP：http://www.aromastore.jp/
  フリーダイヤル 0120-082-101（月〜金・9:30〜17:30）

【お問い合わせ】
株式会社スパホスピタリティー商品開発部
Tel. 075-351-3520　　Mail：aromashop@aromaschool.jp

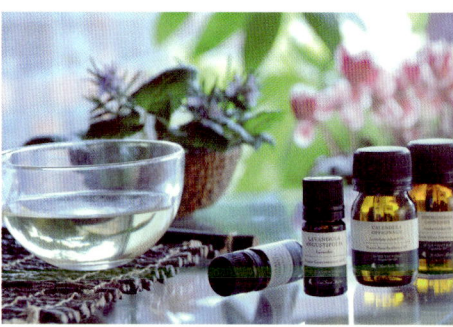

アロマ生活

ゴキブリもバイ菌も
このスプレーで撃退!

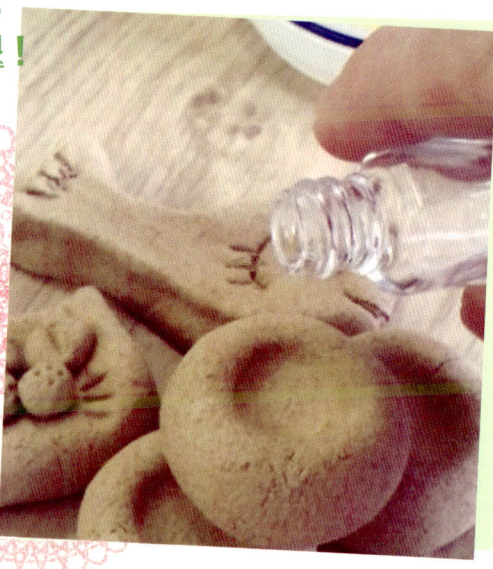

Episode

日本の精油を調べていた時に、アスナロ(ヒバ)の香りには防虫効果の高いツヨプセンが70%近く含まれていることを知り、さっそくスプレーにして使ってみたところ、ゴキブリ、アリ、ナメクジなどの侵入が目に見えて激減しました。

同じように防虫効果を持つヒノキ、菌の繁殖を防ぐモミ精油も加え、相乗効果を上げました。嫌な臭いも防ぐ除菌防虫万能スプレーができあがりました。朝、夕、害虫の侵入口に散布すると効果が高いですが、それも大変なので、精油(防虫オイル)を浸み込ませて使う、設置タイプのポマンダーも作ってみました。台所の流しの下や浴室付近などに置けてとても重宝します。

Recipe

【スプレー】

アスナロ	*Thujopsis dolabrata*	40滴
モミ	*Abies firma*	20滴
ヒノキ	*Chamaecyparis obtusa*	20滴
無水エタノール		200ml
水		100ml
園芸用スプレーボトル(350ml)		

【設置用ポマンダー】
ウッドフォルモという木製粘土(好きな形に作って1週間ほど乾燥させる)に精油を数滴垂らすだけ。3週間に1回精油をつけなおします。

*スプレーボトルは、ポリプロピレン製をおすすめします。

奥本 敬子さん　ジャパン・エコール・デ・アロマテラピー　セラピスト派遣部門 ソレイユ部長

アロマと私　ストレス解消のため、何気なくアロマスクールに通い始めたのが今から13年前の1999年のこと。深く学習するにつれ、当初の目的だったストレス解消よりも、精油の化学成分を活かした使い方がおもしろくて、今ではすっかりハマっています。

卒業校　ジャパン・エコール・デ・アロマテラピー(JEA)

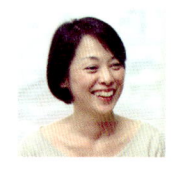

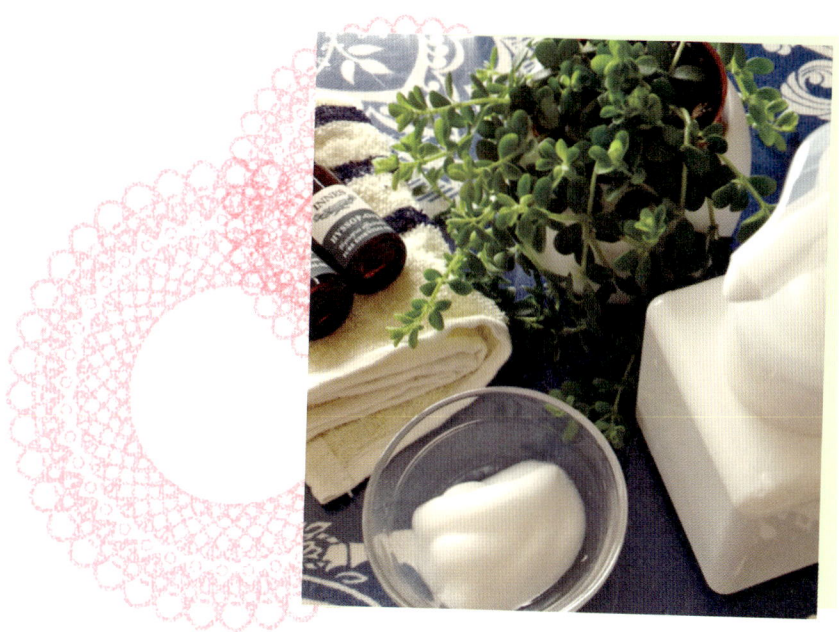

ウェルカムソープ

Episode

私のお料理はハーブやスパイスをたくさん使うので、ソープ類はあえて無香料のものを使っていました。
スクールで精油には強い殺菌効果があると学び、それならぜひ利用してみようと作ったレシピです。キッチンに入る前にしっかり殺菌していただけるのと、シンプルだけど個性のある香りでお迎えして、初めていらした方にも「これは何の香りですか?」と気軽に声をかけてもらえるのがとてもうれしいです。

Recipe

作り方は、泡ソープの容器に入れてシェイクするだけ。
パルマローザは殺菌力抜群ですが、個性的な香りなので少し控えめにブレンドするのがおすすめです。そのぶん、レモンとベルガモットで殺菌力とリフレッシュ感を加えました。泡ソープにするとより香りが広がって素敵です。

パルマローザ	Cymbopogon martini	1滴
レモン	Citrus limon	2滴
ベルガモット	Citrus bergamia	2滴
無香料無添加泡ソープ		30ml

高木 淳子さん　Vegetable Heaven　http://veggieheav.exblog.jp/

アロマと私　菜食料理研究家です。大好きなハーブやスパイスに、身体に深く働く作用があると聞き、アロマテラピーの勉強を始めました。心と身体の健康には食が重要な役割を持っていることを学び、この勉強を生かして、トータルな健康をアドバイスできるセラピストを目指しています。

学校　ギルフォードカレッジ オブ アロマセラピー(G.C.A.)

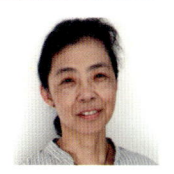

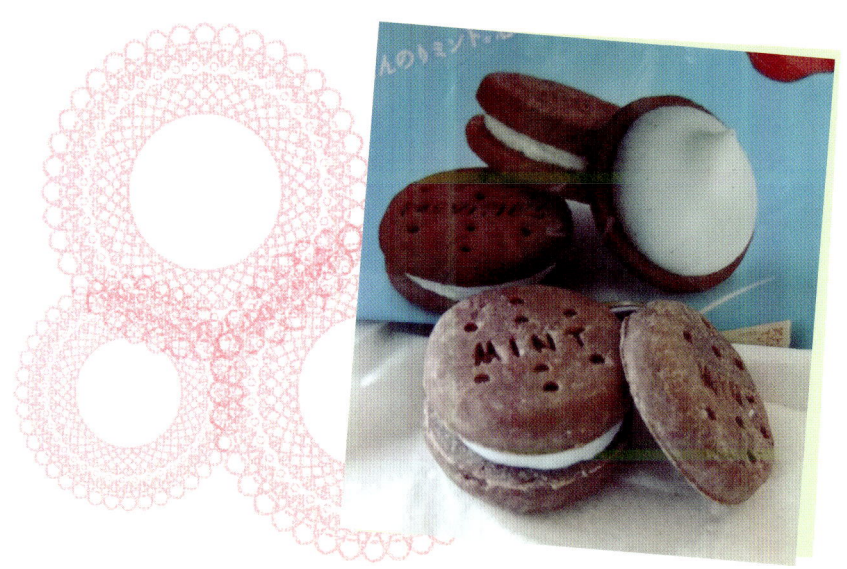

小さな小さな石けんフード♪

Episode

大好きなミント味のチョコクッキー。

ふと、クッキー生地を石けん素地に変えたら「ペパーミントの精油で石けんに香りづけができる！」と思いました。
チョコもココアで色づけできますし、石けんの色付けによく使われる材料です。試してみたところ、本物とほとんど区別のつかない、とてもおいしそうな石けんができあがりました。(小さなお子様が間違って食べないようにご注意くださいませ)

Recipe

①石けん素地…10g　精製水…1～3gをよくこねた後、色づけする。②クッキー生地：水で溶いたココアで色づけする。③ミントクリーム：水でといた食用色素青色で色づけし、精油で香りづけする。④ココアの石鹸生地を丸めて押しつぶし、クッキーのようにつまようじで穴をあける。これを2枚作る。⑤ミントクリームの生地を挟んだらできあがり。

ペパーミント	Mentha piperita	2滴
石けん素地		10g
精製水		1～3g
色づけ (食用青色)		
ココアパウダー		
つまようじ、ラップ		

米田 淳子さん　京都の小さなアロマサロン kamirure かみるれ　http://www.kinet-tv.ne.jp/~kamirure/

アロマと私	『京都の小さなアロマサロン kamirure かみるれ』オーナーセラピスト。自宅サロンの他、病院や小学校でアロマ講師、企業でイベントなど活躍中。アロマをもっと日常生活に楽しく取り入れられないかと、日々模索しています♪
学校	ジャパン・エコール・デ・アロマテラピー(JEA)
資格	AEAJ認定アロマテラピーインストラクター

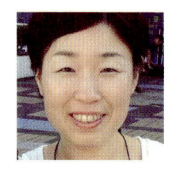

アロマ生活

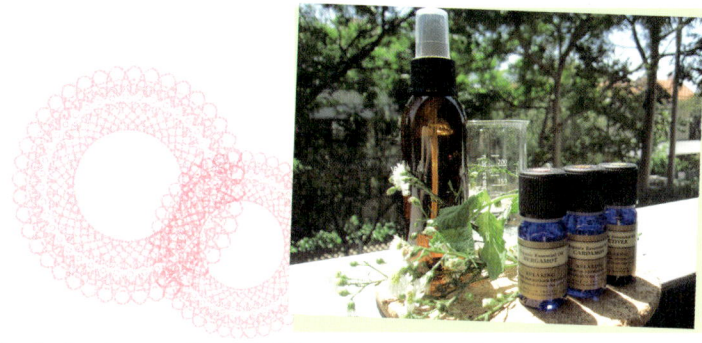

やる気を出したい時、目覚めのひととき、眠れない夜にも使えるルームスプレー

Episode

セラピールームに訪れる皆様はさまざまな理由でトリートメントを受けにいらっしゃいます。お部屋に入室された時から帰る時までの限られた時間を心身ともにリラックスし、笑顔で帰宅できることを願ってこのレシピが生まれました。この香りは、思わず深呼吸したくなるような、ポジティブで落ち着いた気分に導いてくれます。

ベルガモット：緊張やイライラ、不安、不眠、うつ等、滞った気分をリフレッシュしたり、穏やかにリラックスさせてくれます。バランスと流れを作り出します。
カルダモン：スパイスとしてもなじみの深いカルダモン。思考能力低下時には集中力を、不安や緊張にはリラックスをもたらします。生きる活力を与え、脳と臓器の働きをつなげてくれます。
ベチバー：香水のベースノートにも使われるこの香りは、不安定な心に静寂をもたらし、心のバランスを取り戻す助けをしてくれます。また、集中力も高めてくれます。

精神的に落ち込んだ時、眠れない時、やる気を出したい時、集中力を高めたい時、さわやかに目覚めたい時など、さまざまなシーンにお使いいただけます。セラピストの方は、トリートメントの前後にもぜひ試してみてください。

Recipe

エタノール、精油をスプレー容器に入れ、よく混ぜてから精製水を入れよく振ってください。誰でも簡単に作ることができます。スプレー容器はできれば遮光タイプのもの（ガラス製だとなおよい）をご用意ください。ビーカーのある方は計量をおすすめします。

ベルガモット	Citrus bergamia	18滴
カルダモン	Elettaria cardamomum	9滴
ベチバー	Vetiveria zizanoides	3滴
無水エタノール（またはウォッカ）		10ml
精製水（またはミネラルウォーター）		80～90ml

*順に6:3:1の割合でブレンド、お好みで調整してください。
*アロマランプ等での芳香浴にもおすすめです。芳香浴に使う時は、全部で3～8滴になるよう調整してください。

浅香 有紀さん

アロマと私	ハードな仕事で慢性の睡眠不足に悩まされていた頃、アロマセラピーと出合いその効果を実感。イギリス・ロンドン在住中にアロマセラピーとリフレクソロジーの資格を取得。現在はオーストラリア・シドニーにて活動中。アロマとさまざまなセラピー（音楽療法、カウンセリング等）を組み合わせて、お客様ごとにカスタマイズされた総合セラピーの形を実現していきたいと考えています。
学校	Neal's Yard Remedies, Covent Garden, London（ニールズヤードレメディーズ ロンドン本校） The Central London College of Reflexology（セントラルロンドン カレッジ・オブ・リフレクソロジー） Jing Institute of Advanced Massage Training（ジング インスティトゥート・オブ・アドバンストマッサージトレーニング）
資格	国際資格IFPA認定アロマセラピスト 英国リフレクソロジスト協会認定リフレクソロジスト(MAR)

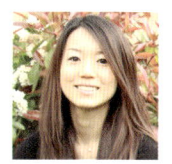

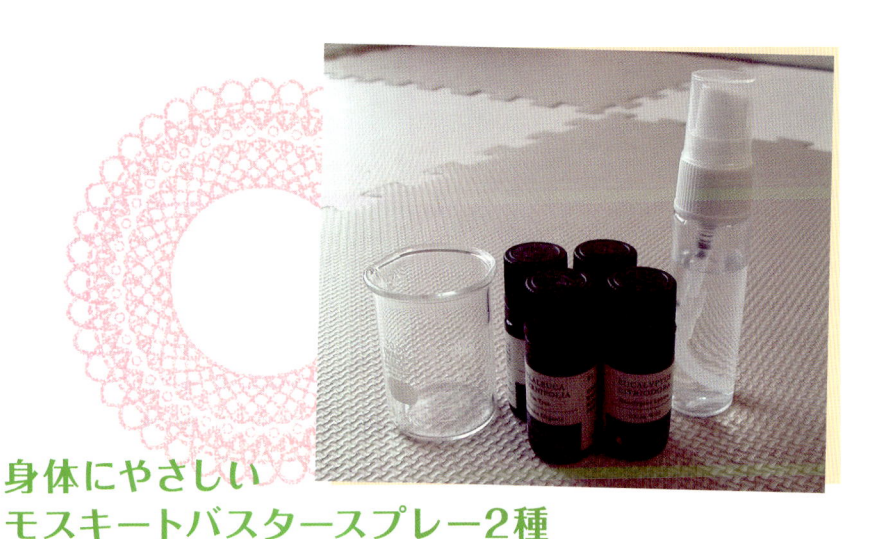

身体にやさしい
モスキートバスタースプレー2種

Episode

娘が産まれてから初めての夏に蚊除け対策として考えたレシピです。

市販の蚊除け剤はあまり使いたくなかったので、虫が嫌がる精油をブレンドしスプレーを作りました。子供の肌には直接使えないので、部屋全体にスプレーしたり、網戸にスプレーして使用しました。ただスプレーの場合すぐに揮発してしまうので、夜使用するときは部屋全体にスプレーをしてから、同じブレンドの精油をディフューザーで香らせながら眠りについていました。

毎年夏の季節は大活躍のスプレーです。

Recipe

無水エタノールに精油を入れ混ぜ合わせる。それをスプレー容器に移し、精製水を加えてよく振って完成。使用するたびによく振ってスプレーし、早めに使い切ってください。

レモングラス	Cymbopogon citratus	6滴
ゼラニウム	Pelargonium graveolens	2滴
ラベンダー	Lavandula angustifolia	2滴
無水エタノール		5ml
精製水		45ml

ユーカリレモン	Eucalyptus citriodora	3滴
レモングラス	Cymbopogon citratus	3滴
シダーウッド	Cedrus atlantica	2滴
ペパーミント	Mentha piperita	2滴
無水エタノール		5ml
精製水		45ml

原 京子さん

アロマと私 初めてアロマトリートメントを受けたときの気持ちよさと精油の魅力に感動し、アロマセラピストになることを決意。JEA大阪校を卒業後、直営サロン・モンサンミッシェルに勤務。出産を機に退職し、現在は2歳の娘の子育てに奮闘中。その傍ら西興寺という温泉施設にあるサロン「菜種の間」でアロマトリートメントをしています。

学校 ジャパン・エコール・デ・アロマテラピー(JEA)

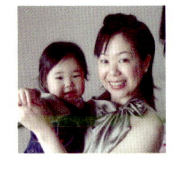

アロマ生活

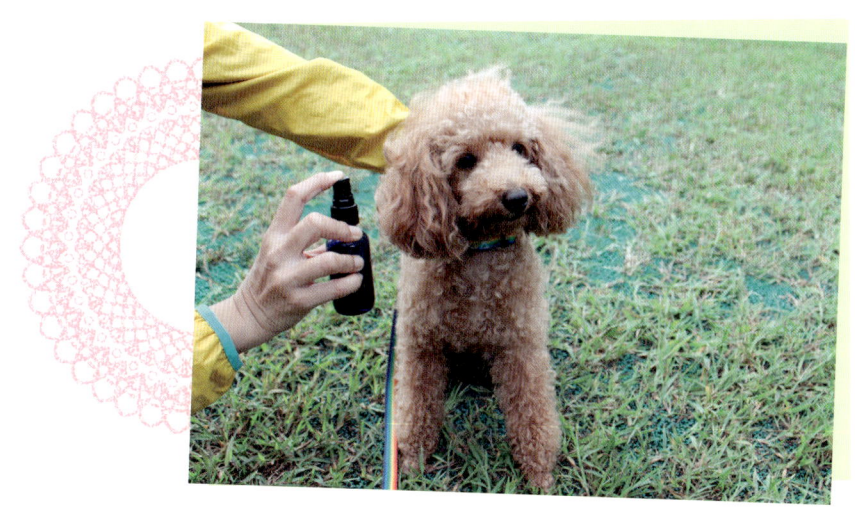

人・犬兼用！万能スプレー

Episode

私の勤めるドッグスクールでは、屋外でトレーニングをおこなっているので、夏場は人間・犬にも虫対策が必要です。人間だけでなく犬にもアロマを取り入れることは、少しでも寿命を長くすることに役立つと思っています。

匂いに敏感な犬にアロマが大丈夫かなと、最初は心配しましたが、どんな犬もアロマスプレーを嫌がりません。虫よけ効果だけでなく、動物臭を防いだり、毛並みに艶がでたりと、一本のスプレーからいろんな相乗効果が生まれています。

今では、飼い主さんたちもアロマを楽しまれ、石鹸・肉球クリームなどのクラフト作りも楽しんでいただいています。愛犬とのコミュニケーションのひとつにアロママッサージも取り入れています。

Recipe

100mlの容器で20滴使用します(精油希釈濃度：1%)。犬も毛が日焼けしてパサパサになってしまうので、これを防ぐためにスプレーにホホバオイル(またはラズベリーシードオイルを少し)を加えると、毛ツヤアップのスプレーとしても使用できます。精油は、精製水を加える前に入れてください。容器の2～3%までくらいでないとスプレーが詰まってしまいます。

シトロネラ	*Cymbopogon nardus*	4滴
ペパーミント	*Mentha piperita*	4滴
ラベンダー	*Lavandula angustifolia*	4滴
ティートリー	*Melaleuca alternifolia*	4滴
ゼラニウム	*Pelargonium graveolens*	4滴
無水エタノール		10ml
精製水		90ml

＊もし手に入るなら、ニームエキスを全体の5%くらい加えるとより虫除け効果が上がります。このブレンドで人間にも蚊除け効果ありますので、人・犬兼用です。

島田 有紀子さん　アンディ島田ドッグスクール　http://www.andyshimada.com/

アロマと私　北九州市近郊の直方市でドッグスクールのトレーナーをやっています。いろんな犬と関わる中でアロマを取り入れ、犬も健康な体を作ってあげたいと思いアロマを勉強中です。トレーナー歴は13年、ドッグダンスのフリーでは、ワールドチャンピオン受賞。困ったワンちゃんのしつけから、ドッグスポーツの競技を目指す方までの指導をやっています。

学校　ペニープライスアカデミーオブアロマセラピー(PPAA)

資格　JKC公認訓練士
NOP法人OPFES マイスタートレーナー
JSAVA公認AHT

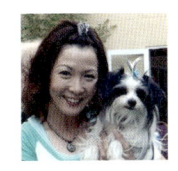

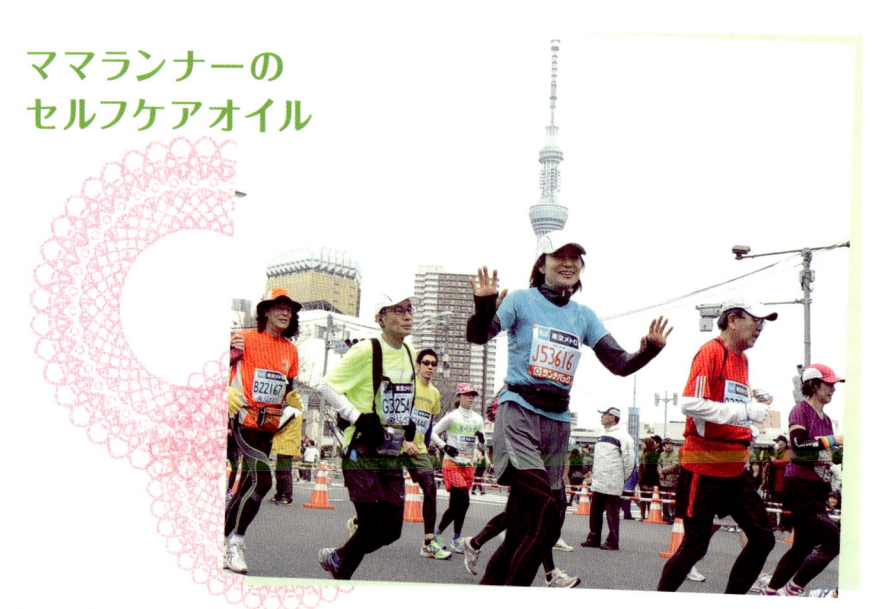

ママランナーの
セルフケアオイル

Episode

2012年2月、念願の東京マラソンに出場！5年目にしてようやく「エントリー成功っ！」と喜びはしたものの、初フルマラソンに向けて、5km、10km…と走ることが多くなりました。
週末、ちょっと頑張って長距離を走ると、身体もぐったり。

翌日の仕事に支障をきたさないためにも身体のメンテナンスは必須です。でも、疲れているときにセルフマッサージはもっと疲れてしまうので、やさしく塗っただけで皮膚からぐっと精油が浸透してくれる、ミツロウを加えたバームはすごく重宝しました。

その後、山登りの後など、身体を動かした後には欠かさず使っています。身体をたくさん使った後は、セルフで簡単にケア。

Recipe

①ボウルにスイートアーモンドオイルとセントジョーンズワートオイルを入れ、さらにミツロウを加えて、湯煎でミツロウが溶けるまで温める。②粗熱がとれたら、精油を加え、よく混ぜる。③遮光ビンに移して完成。④好みに応じてミツロウの量を調節すると、硬め、柔らかめのバームができあがります。

ローズマリー	Rosmarinus officinalis	4滴
ラベンダー	Lavandula angustifolia	3滴
ブラックペッパー	Piper nigrum	2滴
レモン	Citrus limon	3滴
セントジョーンズワートオイル		10ml
スイートアーモンドオイル		20ml
ミツロウ		5g

杉浦 裕里江さん　ニールズヤードレメディーズ（主任講師）http://www.nealsyard.co.jp/school/

アロマと私　アロマテラピーと関わって十数年。妊娠・出産から、子育てもアロマやハーブ、フラワーエッセンスに助けられています。最近では、子供と山登り・田植え・マラソンにはまっていますが、ちょっとした応急処置から筋肉疲労まで、我が家の自然療法ボックスも大活躍です！

学校　London School of Aromatherapy London校

資格　国際資格IFA認定アロマセラピスト
　　　　AEAJ認定アロマセラピスト

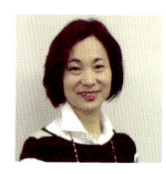

アロマ生活

育児の疲れも
ハーブと塩の力で解消！

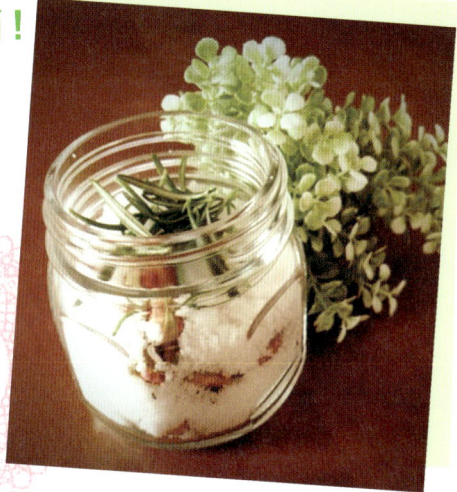

Episode

ベビーマッサージの講座を開いたときに、ガラス瓶に入ったバスソルトを最後に作りました。

毎日の育児でお疲れだと思うので、見た目も香りも癒されるように意識しました。

蓋を開けて芳香浴もできますし、紅茶パックに何回かに分けて入れてバスソルトとしても使用できるので、お母様のニーズに合わせられる点がとても喜ばれました。

Recipe

①ガラス瓶に塩とハーブを交互に層になるように入れる。(生のハーブは適当な大きさにちぎり、ドライハーブはそのまま使用)②香りを更に出したい場合は精油を2滴ずつ入れる（塩30gの場合）。③蓋を閉めてしばらく置き、香りをなじませる。＊精油を入れる場合は全体の塩の量とのバランスを考える。基材の塩に対して1％濃度を必ず守る。

ラベンダー	Lavandula officinalis	2滴
ローズマリー	Rosmarinus officinalis	2滴
ローズオットー	Rosa damascena	2滴
シーソルト		
生ハーブ or ドライハーブ		30g
（ラベンダー、ローズマリー、ローズ）		各大さじ2程度

＊お好みのガラス瓶をご用意ください。
＊上記は疲労回復系ですが、心をフレッシュにするオレンジ、ペパーミント（日中の入浴などに）の組み合わせもおすすめです。

青柳　萌古さん　vert maison 大倉山〜アロマとハーブの暮らしのサロン〜　http://vertmaison.net/

アロマと私　もともと人と話すことやリラクゼーションが好きで、出産をきっかけに自然療法の勉強を始めました。現在は横浜市港北区の小学校やカルチャースクールで自然療法のクラスを教えていますが、保育士、アロマセラピスト、全米ヨガアライアンス取得に向けて、ゆっくりではありますが更に勉強を続けています。将来はアロマ、ハーブ、ヨガを融合させた地域密着型の自然療法サロンを開業することが夢です。

学校　ニールズヤードスクールオブナチュラルメディスンズ

資格　ニールズヤードレメディーズパートナーシップ基礎クラス認定講師
AEAJ認定アロマテラピーインストラクター
日本メディカルハーブ協会(JAMHA)認定ハーバルセラピスト
国際ホリスティックセラピー協会(IHTA)認定チャイルドボディセラピストインストラクター

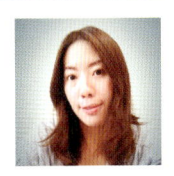

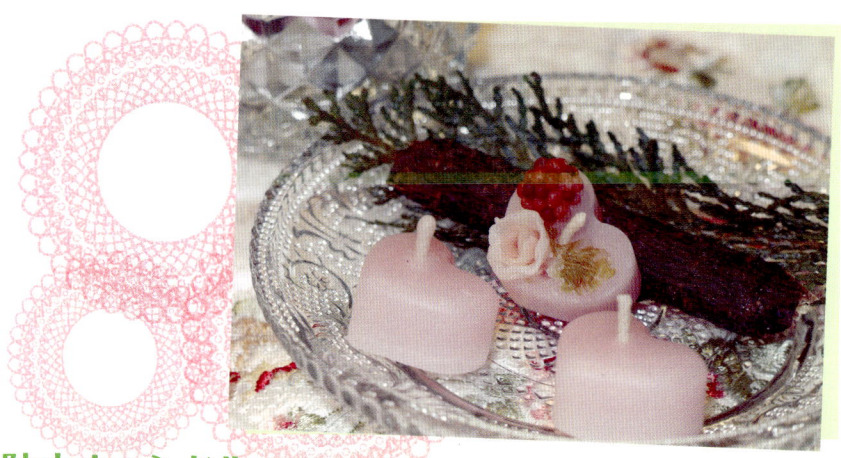

防虫キャンドル

Episode

アレルギーの人は、日常の刺激で肌が荒れがちです。アレルゲンの一つであるダニを避けるのにも、ケミカル製品の使用量をできるだけ抑えたいもの。ポプリや重曹に精油を含ませるのは手軽ですが、1～2週間で香りを継ぎ足すのがひと手間です。

そこで「香りの持続性があり、身体にやさしい植物由来、エコなもの」をコンセプトにして虫除けキャンドルを作りました。

精油をミツロウに封じ込めることで、香りの持続性を高めます。使う精油は和精油を中心にしました。ヒノキ・モミはダニなどの害虫への忌避効果、ヒバは防カビ・ゴキブリ除けに優れています。杉はヒスタミンを少なくしてくれるアレルギーにはうれしい精油です。香りが薄くなったら削ったり、スノコの裏にすりこんで香りをリフレッシュでき、最後は灯して楽しめます。

Recipe

【縦2cm×横2cm×厚み1cmのハート形6個分】
①ビーカーにミツロウを入れ湯煎にかけます。②ミツロウが溶けたらタコ糸にミツロウをなじませます。③ビーカーを取り出し、固まる前に精油を入れます。④竹ぐしで混ぜ、座金をセットした型に流し込み、固まったら型から取り出してできあがりです。

ヒノキ(木)	Chamaecyparis obtusa	20滴
スギ(葉)	Cryptomeria japonica	5滴
シベリアモミ	Abies sibirica	10滴
ヒバ	Thujopsis dolabrata	5滴
ミツロウ(溶けると約40ml)		30g
色粉(色付けする場合は、アースピグメントetc)		30ml
ビーカー、型(シリコンや紙コップなど)、座金をつけたタコ糸を6セット		

＊ここではダニに焦点をあてましたが、ラベンダー、ゼラニウム、レモングラス、ユーカリ・シトリオドラ、ペパーミントなど虫を遠ざける精油で作ると一般的な防虫キャンドルになります。
＊キャンドルの厚みを1cm以下に作成して、押入れスノコ(70x70cm)の下にまばらに6個を配置するとよいです。
＊精油を加えたミツロウはソフトなので飾りも作れます。ミツロウを型に流し込んだタイミングで表面に飾るとキャンドルアレンジメントが楽しめます。

一ノ宮 依子さん　〜香のポケット〜 ポッシュ・デ・ラローム　http://www.larome.net/

アロマと私　家族の長期療養をきっかけにアロマテラピーと出合いました。アロマとトリートメントが闘病中の父に有用であることを経験して、介護に活かしながらメディカルアロマを本格的に学びました。現在、自宅でMLD&アロマルームをおこなうかたわら、ボランティアやクラフトレッスンを通じてアロマと関わっています。

学校　ジャパン・エコール・デ・アロマセラピー(JEA)

資格　国際資格IFPA認定アロマセラピスト
ボッダーアカデミー認定MLDセラピー1セラピスト

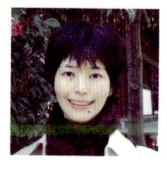

アロマ生活

アロマでメンタルケア

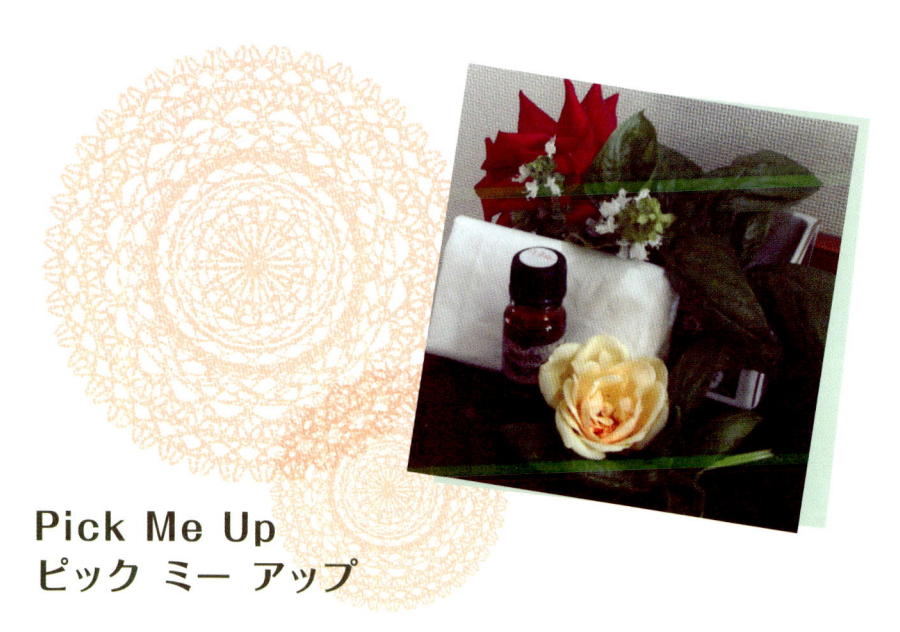

Pick Me Up
ピック ミー アップ

Episode

仕事がスムーズに！！
時々、仕事を溜め込んでしまって、次から次へとしなければならない仕事に追われ、気があせるあまり、何から手をつけていいのかわからなくなって、気持ちもイライラし、プレッシャーを感じる時があります。

'ピックミーアップ'とは英語で元気を出させるもののことです。私のピックミーアップはまさにこのバジルです。

ティッシュに1滴〜2滴たらし、胸の所に入れて、仕事に出かけます。イライラすることもなく自然に仕事の段取りや頭の整理がうまくでき、集中するので仕事がスムーズに進みます。

Recipe

ティッシュペーパー1〜2枚を4つ折りにし、精油を1〜2滴浸み込ませて使用します。

| バジル | *Ocimum basilicum* | 1〜2滴 |
| ティッシュペーパー | | 1〜2枚 |

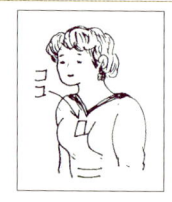

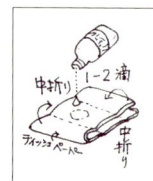

喜禎 松代さん

アロマと私 私は、今、ギルフォードカレッジ オブ アロマセラピー(G.C.A.)でメディカルアロマを学んでいます。精神面や生活面で、アロマテラピーの重要性を強く感じ、メディカルアロマセラピストを目指しています。

学校 ギルフォードカレッジ オブ アロマセラピー(G.C.A.)

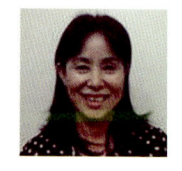

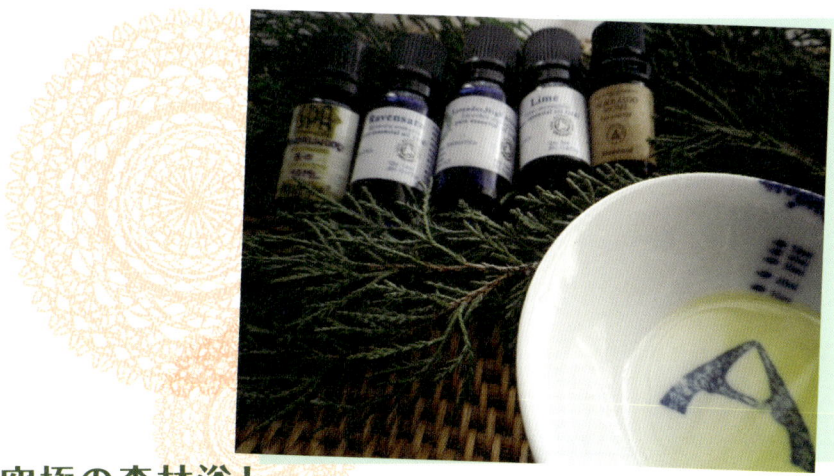

究極の森林浴！
元気をくれる日本の森の香り

Episode

都会で働いていると、時々、無性に自然と戯れる時間が恋しくなります。「すぐに休みをとってどこかに行きたい…」そう願っても、なかなかそうは行きませんね。この香りは、忙しい現代人にとって、一瞬で森の中へ連れて行ってくれる、そんなうれしい香りなのです。

さわやかで、やさしく包んでくれるような、日本の森をイメージして創った香り。主役の北海道モミは、トドマツの枝葉から採れる精油。グリーン調の中に樹脂系の深みがあり、心を落ち着かせる作用のほか、呼吸器系の症状を和らげる効果もあります。

深呼吸すれば、疲れも吹き飛んで「また明日も頑張ろう！」というエネルギーが湧いてくる、そんなブレンドです。

Recipe

アロマオイルとして、全身のトリートメントに使います。お風呂上りのひと時にぜひ使ってみてください。ベースをシアバターにすると、容器に入れて持ち歩きも可能。外出先で練り香水のように使えます。このブレンドは、バスソルトにしてバスタイムに使用したり、ディフューザーでお部屋に焚いたり、さまざまな方法に応用が可能です。

北海道モミ	Abies sachalinensis Masters	5滴
ライム	Citrus aurantifolia	3滴
ラベンダー	Lavandula angustifolia	2滴
ラヴィンサラ	Cinnamomum camphora CT cineole	1滴
サンダルウッド(白檀)	Santalum album	1滴
ホホバオイル		30ml

冨野 玲子さん IMSI ザ インターナショナル メディカルスパ インスティテュート　http://www.imsi.co.jp/

アロマと私 大学時代に留学したベトナムで東洋医学と出合い、自然療法に興味を持ちました。その後、イギリスでアロマテラピーを学び、現在では東洋医学をベースとした自然療法を実践しながら、東京・表参道のIFPA認定校・IMSIにて講師＆セラピストとして活動しています。

学校 ザ・インスティテュート・オブ・トラディショナル・ハーバルメディスン・アンド・アロマセラピー

資格 国際資格IFPA認定アロマセラピスト・プリンシパルチューター
AoR認定リフレクソロジスト
IR認定フェイシャルリフレクソロジスト
ベトナムViet Y Dao認定ディエンチャンセラピスト
エサレンマッサージプラクティショナー
鍼灸師

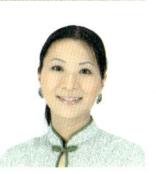

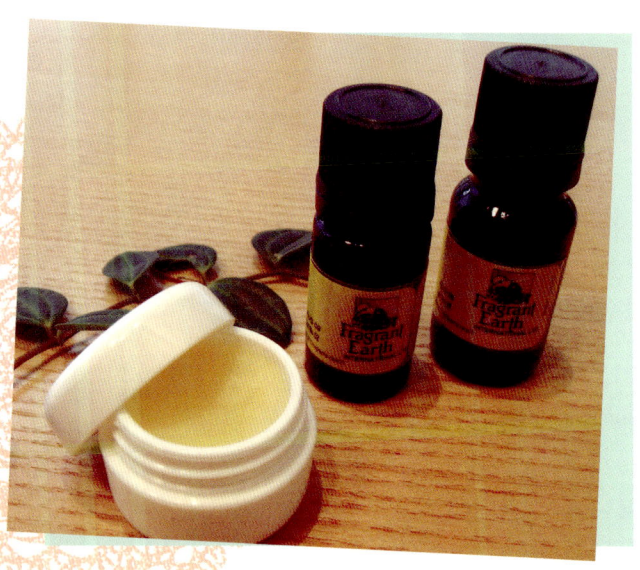

オリエンタルな
雰囲気に包まれる「香油」

Episode

5年ほど前、お客様がパチュリを選ばれたのをきっかけに私も好きになりました。

とくにお風呂で使うときのこのブレンドは、湯気に乗ったパチュリがとってもやさしく、ゆったりした気分を演出してくれるので、お気に入りです。仕事でいっぱいになった頭の中をほぐしたり、浅くなった呼吸を深くしたり、緊張で冷え切った身体を温めたりと、大活躍のブレンドです。

お気に入りすぎて持ち歩きたくなり、香油にしています。手首や首筋につけて楽しんでいます。

Recipe

プレゼンテーションなどで緊張感を解放して人前に立ちたいときは、少量を手にとって深呼吸することで肩に入っていたムダな力が抜けるので、いつもの自分で臨めます。
お休み前にはリラックスした状態に導かれ、深い眠りにつけます。

パチュリ	Pogostemon cablin	2滴
ジンジャー	Zingiber officinale	2滴
スイートオレンジ	Citrus sinensis	6滴
ホホバオイル		10ml

＊パチュリ：ジンジャー：スイートオレンジ＝1：1：3 (5%希釈)

木下 英子さん　フレグラントスタディーズ・ジャパン 講師　http://fragrantearth.jp/school/index.html

アロマと私　アロマテラピーと出合って10年が経ちました。6年前、あるサイトのセラピスト募集記事を見て「アロマに関わる仕事なら何でもします！」と力強く履歴書を書き、大好きな精油と、すばらしい師と、かけがえのない仲間のおかげで、現在も講師という仕事を続けています。

学校　フレグラント・アース・アカデミー

資格　国際資格IFPA認定アロマセラピスト・プリンシパルチューター
AEAJ認定アロマセラピスト
看護師

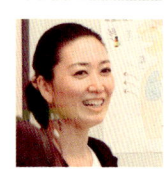

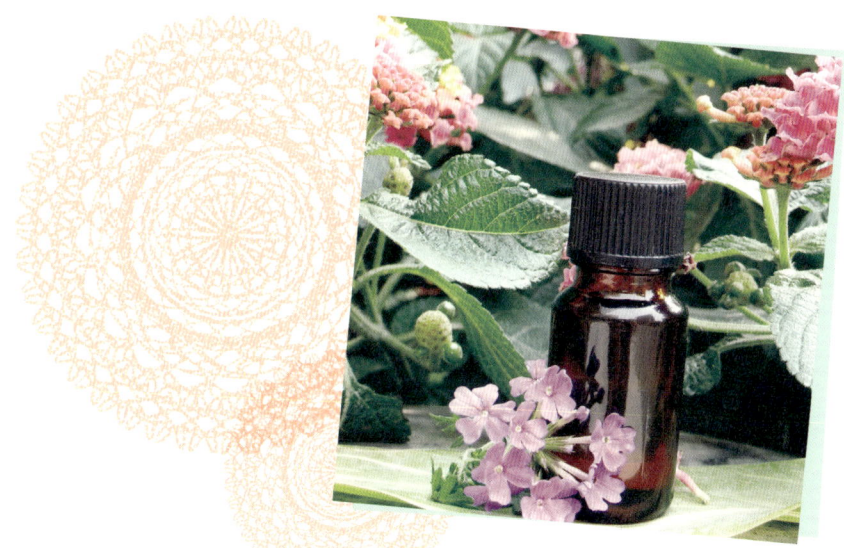

アロマティックヨガで不安も吹き飛ぶ！

Episode

フランキンセンスは、緊張や不安の強くなる場面に弱い私をサポートしてくれます。自分が苦手とする場面を乗り切りたいとき、私はこのオイルを首・デコルテ・手首・足首に塗ってヨガをして出かけます。塗った瞬間に呼吸が切り替わり呼吸が楽になるのを感じます。

ヨガのポーズは積極心を育むコブラのポーズ、集中を促す肩立ち、弱さを打ちのめす呼吸法バストリカをします。鼻から疲れや嫌な気持ちが出て行って心地よい香りが背骨を通して入ってくることを感じれば大丈夫！

今日も私を助けてくれてありがとうと感謝の気持ちでいっぱいです。ヨガをされている皆様も、これからやってみたいと思われる皆様も、ヨガと共にアロマを使うことで呼吸が楽になり、さらに元気になることうけあいです！

Recipe

ベースオイルをキャップ付容器に量り入れてそれぞれの精油を入れます(精油希釈濃度：1%)。

フランキンセンス(乳香)	*Boswellia carterii*	3滴
シダーウッド	*Cedrus atlantica*	1滴
スイートオレンジ	*Citrus sinensis*	2滴
スイートアーモンドオイル		30ml

＊オイルを手に取り、首・胸・足・足首などに軽く塗ります。息を吐ききります。呼吸と共によい香りが体に入ってくるのを感じます。お尻の筋肉を閉めて吐ききる呼吸に集中してなりたい自分のイメージを持ってポーズ・呼吸法・瞑想をします。
＊精油のスイートオレンジをマンダリン(*Citrus reticulata*)へ、ベースオイルはスイートアーモンドオイルの他にホホバオイルを使用されることもおすすめします。

西 ゆかりさん　アロマセラピー野のいちご

アロマと私　自然大好き夫と信号機が大好きな息子、温泉大好きな私の3人家族です。休日は家族であちこち出かけます。看護師・保健師をベースに今はアロマセラピストとしてクリニックに勤務しています。
「人生劇場」アロマとヨガで軽やかに楽しめますように！

学校　ジャパン・エコール・デ・アロマテラピー(JEA)
資格　看護師
　　　　保健師
　　　　AEAJ認定アロマテラピーインストラクター

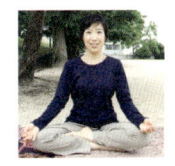

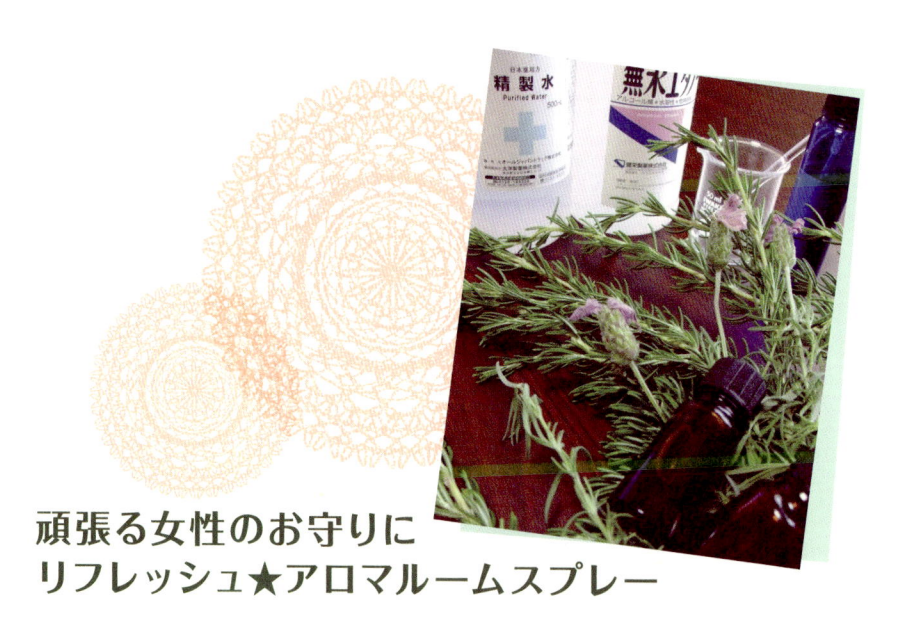

頑張る女性のお守りに
リフレッシュ★アロマルームスプレー

Episode

アロマ講座に来てくださる方々は、子育て中のママ、ワーキングマザー、シニア世代の方など幅広い年代の皆様ですが、共通しているのは「香りで癒されたい」ということでしょうか。

朝、お目覚めの時、何となく疲れが残っているのを感じ、日々の家事に取り組もうと思ってもなんだか身体が動き出さなくて…という時に、ぜひこのスプレーをお部屋に香らせてみてください。

ゆっくりと深呼吸をして、植物から元気をいただきましょう！頭をすっきり＆しゃきっとしてくれるローズマリー、バランス調整作用に優れたゼラニウム、ストレス緩和におすすめのベルガモット＆グレープフルーツのハーモニーで、ココロもカラダもリフレッシュしてみませんか。

Recipe

①ビーカーに無水エタノールを入れ、各精油を5滴ずつ合計20滴入れて、よくかき混ぜます。
②精製水を加えて混ぜ合わせたら、スプレーボトルに注ぎます。
使うたびによくボトルを振って、ルームスプレーとして使います。お部屋だけでなく、お車にも。

ローズマリー	*Rosmarinus officinalis*	5滴
ゼラニウム	*Pelargonium graveolens*	5滴
グレープフルーツ	*Citrus paradisi*	5滴
ベルガモット	*Citrus bergamia*	5滴
無水エタノール		10ml
精製水		40ml

＊スプレーボトルはガラス製もしくはポリプロピレンのものをお使いください。PET(ポリエチレン)製は溶けるのでご注意ください。

植木 綾子さん　Ogreen　http://ameblo.jp/aromaogreen/

アロマと私	外資系企業で勤務していた時、同僚からアロマ＆フラワーエッセンスを勧められ、植物の持つパワーを実感＆感動したことがきっかけで国際資格IFPA認定アロマセラピスト資格を取得し、現在は講師＆セラピストとして活動中。今後は介護予防など、もっとシニア世代の皆様にもアロマをご紹介していきたいです。
学校	MH スクール・オブ・ホリスティック・スタディーズ
資格	国際資格IFPA認定アロマセラピスト IIR ユニス・インガム・メソッドリフレクソロジスト バッチフラワーエッセンス プラクティショナー MHSC(Bach)

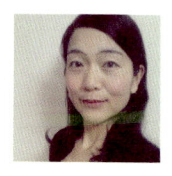

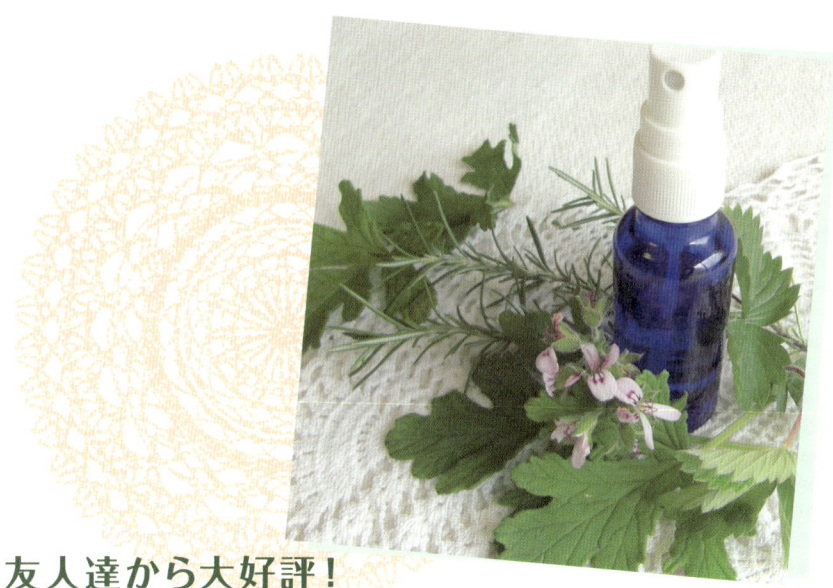

友人達から大好評!
瞬時に消臭・殺菌スプレー

Episode

トイレのこもった臭いをなんとかしたいと相談されて作ったのがこのブレンド。
抗菌・滅菌効果の高い精油を選び、アルコールを多めにしています。

「スーッとした香りで、一瞬でトイレの臭いを消してくれる」と好評です。
トイレの便座を拭いたり、キッチンのごみ箱、帰宅後の子供の運動靴にスプレーするのもおすすめです。

Recipe

混ぜるだけの簡単スプレー♪
無水エタノールと精油をスプレー容器に入れ、よく混ぜます。水を加えてよく混ぜ合わせればできあがりです。使う前によく振ります。

ペパーミント	*Mentha piperita*	8滴
ティートリー	*Melaleuca alternifolia*	6滴
ベルガモット	*Citrus bergamia*	6滴
無水エタノール		10ml
水		40ml

＊スプレー容器はガラス製がおすすめ。

ランデル 洋美さん　アロマ&リラクゼーション SWEET ORANGE

アロマと私　自身の出産・育児体験から、多くのママたちはストレスや疲れをためていることを実感。そんなママたちにもっと気軽にトリートメントを受けていただけるよう、アットホームな雰囲気の中でアロマトリートメントやクラフトを自宅や出張でおこなっています。また、身体にやさしい手作り布ナプキンの販売もしています。

学校　ジャパン・エコール・デ・アロマテラピー(JEA)

資格　JAA認定アロマコーディネーター
ボッダーアカデミー認定MLDセラピーⅠセラピスト

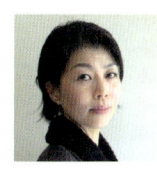

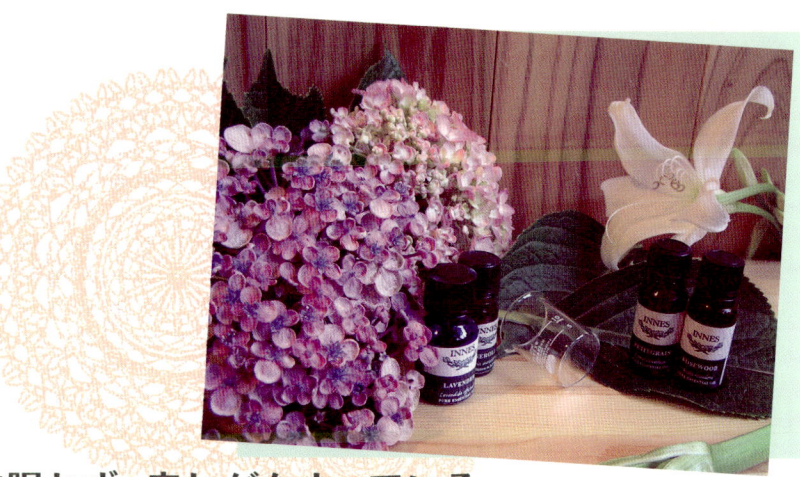

夜眠れず、疲れがたまっている
子育て中の友人のために

Episode

子育て中の友人の「夜泣きや授乳のために、睡眠があまりとれず疲れがたまっている」という声を聞き、ストレスを緩和し充分な睡眠がとれるよう、ブレンドオイルを作りました。授乳中なので、体内への吸収率を低くするために、芳香や吸入で使ってもらいました。

吸入は、お湯を入れたカップか洗面器に1～3滴ほどのブレンドオイルを落とし、蒸気を吸入してもらいます。精神的、肉体的に疲れを感じたときに、神経系の鎮静作用によって心身共にリラックスし、睡眠を促してくれるブレンドです。

彼女は、就寝前にこのブレンドオイルを使ったところ、とてもぐっすり眠れるようになりました。また、良質な睡眠がとれることにより、風邪の予防や慢性疾患の改善にも役立ち、好評です。

Recipe

ティーカップや洗面器での吸入に使用した場合、15～30回使用できる分量です。また、ネロリやラベンダーのもつ皮膚細胞成長促進作用が、皮膚にとてもよい効果をもたらしてくれるので、沐浴に使用しても効果的です。
バスタブのサイズにより調整しながら、5滴前後ブレンドオイルを落とし、湯船につかります。皮膚からの吸収によって筋肉の緊張も緩和され、リラックスできます。

ネロリ	*Citrus aurantium amara*	6滴
ラベンダー	*Lavandura angustifolia*	9滴
ペチグレン	*Citrus aurantium.var.amara*	9滴
ローズウッド	*Aniba rosaeodora*	6滴

東原 佳代さん

アロマと私 ストレスが多く、体調がすぐれなかった20代のころ、アロマテラピーと出合いました。G.C.A.に入学し学んでいく中で、身体疾患が精神と深く関係していることを自分自身の変化を通して実感し、大きな感動を得ました。身体と精神の結びつきの大切さを多くの人に伝えていくため、現在自宅でセラピーをおこなっています。

学校 ギルフォードカレッジ オブ アロマセラピー(GCA)

資格 GCA Certificate in Basic Aromatherapy
国際資格IFPA認定アロマセラピスト

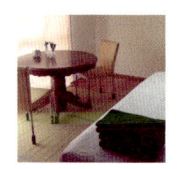

前向きな心を取り戻す！

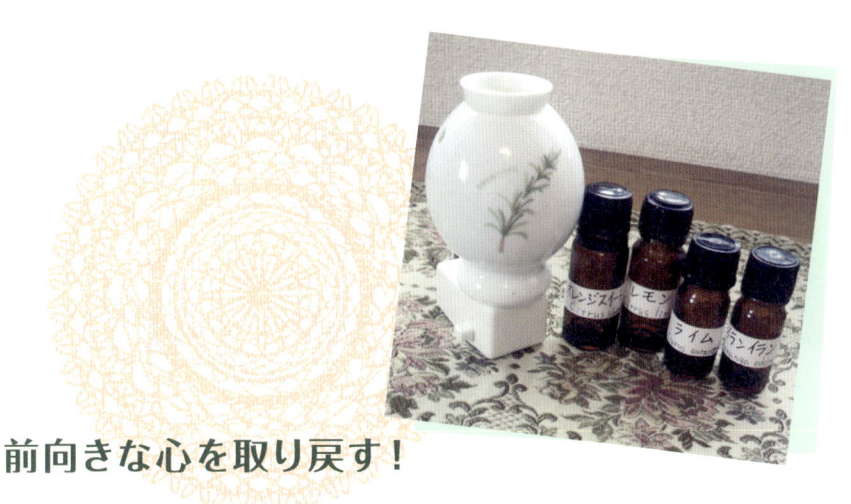

Episode

精神と身体には密接な関係があり、バランスをとっています。私は精神的ストレスから身体的大病（クローン病）を患い、その身体的大病への不安と恐怖心から生きる気力を失うほどに精神的に落ち込み、絶望していました。まさに負の連鎖状態でした。

もし、このままの状態だったら今頃私はどうなっているでしょうか？私はアロマセラピストの方から脳トレーニングを受け続けたことで、徐々に精神が高揚し心が前向きになり、生きる気力をとり戻すことができました。そうすると、免疫力が上がり、細胞も改善されていき、完治不可能と宣告されたクローン病を克服することができました。

「病は気から」のことわざ通り、精神状態がよくなっていけば身体も一緒に回復していくということを、この身をもって実感いたしました。ものの考え方や気持ちのもち方、精神バランス等が身体に重大な影響を与えているということも学びました。これらの経験や学びから、ストレスを感じる時、精神的に落ち込みそうになった時は、柑橘系の精油をブレンドして、気持ちを前向きにし心を元気づけています。

Recipe

【芳香浴】
芳香浴としてアロマライトを使用する場合は、上部にある受け皿に湯または水を5ml入れ、下記の精油・滴量を落とします。

ライム	Citrus aurantifolia	4滴
スイートオレンジ	Citrus sinensis	2滴
レモン	Citrus limon	2滴
イランイラン	Cananga odorata	2滴

【マッサージオイル】
マッサージオイルとしてブレンドするのもおすすめです。柑橘系の精油には消化器系の調子を整える作用もあるので、精神面だけではなく身体面にもよい影響を与えてくれます。

ライム	Citrus aurantifolia	1滴
スイートオレンジ	Citrus sinensis	2滴
レモン	Citrus limon	1滴
イランイラン	Cananga odorata	2滴
スイートアーモンドオイル		20ml

神代 友明さん

アロマと私 8年前、私は強いストレスからクローン病を患い入院しました。入院中、一人のアロマセラピストの方と出会い、その方から「脳トレーニング」を受け続け、クローン病を克服しました。退院後、今度は自分が他人をサポートしたいと決意し、プロのアロマセラピストを目指してG.C.A./IFPAコースで学び、資格を取得しました。

学校 ギルフォードカレッジ オブ アロマセラピー(GCA)

資格 国際資格IFPA認定アロマセラピスト
GCAアロマテラピーアドバイザー
食品衛生責任者

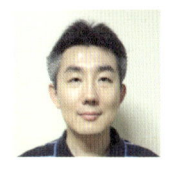

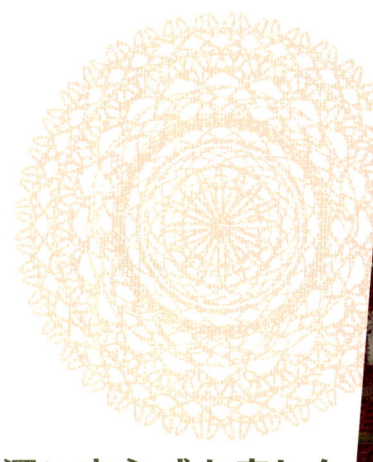

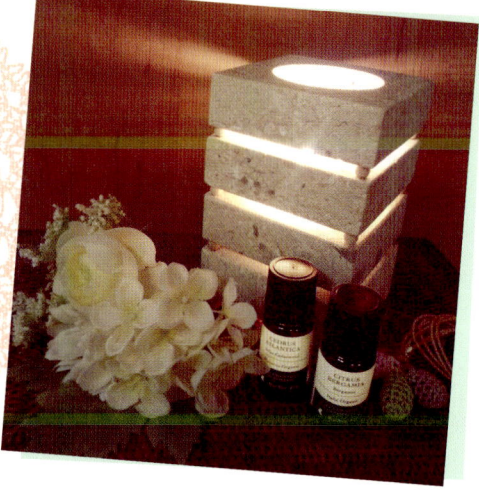

深い安心感と癒しを
届けてくれました…

Episode

私が初めてアロマに出合ったのは就職活動中の時でした。
将来への不安が大きく、気持ちが沈みがちでした。そんな時に出合った香りシダーウッドは深い安心感を与えてくれ、悲観的で自信を失っていた私に自尊心を取り戻してくれました。不安で眠れない夜には枕元にアロマランプを置き、外出時には心を落ち着かせるために、香り玉に香りづけをしてアクセサリーとして持ち運んだりもしました。
このような体験を家庭と仕事でお悩みのお客様にお伝えしたところ、香りを大変気に入ってくださり、シダーウッド、ベルガモット、アロマランプ、香り玉を毎日、自宅や外出先で愛用されています。今ではシダーウッドは3本目。お店でお会いするたびに素敵な笑顔を見せてくださいます。

Recipe

お好みの器材に精油を垂らすだけ。おすすめは、
☆アロマランプ(煉瓦調のもの。煉瓦と煉瓦の間からこぼれる光が心を落ち着かせ、癒しを与えます)
☆香り玉(アクセサリーとしていつでも一緒に持ち運べ、外出先でも癒しを与えてくれます)
シダーウッドをベースにラベンダーをプラスすると更なる癒し効果があり、ベルガモットをプラスすれば元気も出ます。

シダーウッド	Cedrus atlantica	2滴
ラベンダー	Lavandula officinalis	1滴
ベルガモット	Citrus bergamia	1滴

西村 恵里奈さん　アロマテラピーサロン・モンサンミッシェル京都店　http://www.montsaintmichel.jp/

アロマと私　アロマテラピーサロン・モンサンミッシェル京都店で大好きなアロマのお仕事をさせていただいています。就職活動中に好きな香りに触れられる仕事はないかと探していた所、JEAのアロマスクールに出合いました。スクールではアロマトリートメントの癒しの手のタッチと精油の持つパワーに魅了され、モンサンミッシェルへの就職を志願し、晴れて念願のアロマセラピストになることができました。

学校　ジャパン・エコール・デ・アロマテラピー(JEA)

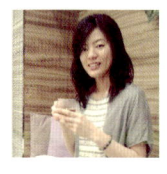

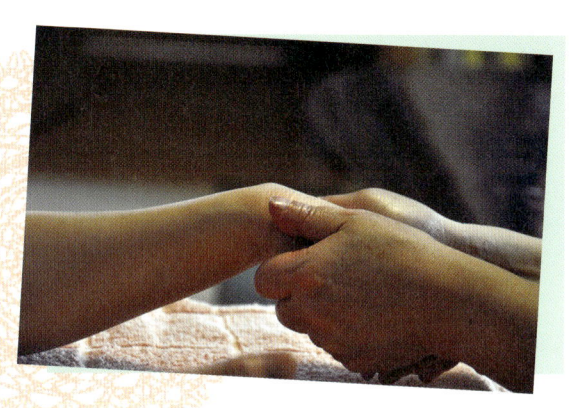

ちょっと肩の力をぬく
マッサージオイル

Episode

「毎日頑張っているあなたに」

現在、小児訪問看護を専門とされている診療所の日中一時支援(レスパイトケア)として、そこを利用するご家族、ご本人(重度障がい児)にアロマッサージをおこなっています。

きっかけは筋ジストロフィーの青年からの「マッサージをしてほしい」という一言でした。
車いすや寝たきりの方には思わぬところに無理が生じていたり、とくに介護をされているご家族(主に母親)は睡眠障害や無理な姿勢からの肩こり・腰痛など、加えて精神疲労を抱えておられるなどの状況にあります。その状況を少しでも緩和し、生活の向上がはかれるお手伝いができたらと思っています。

子供たちの体に触れ、言葉はなくとも会話し、そしてお母さんたちのちょっと一休みのお手伝いをしています。

Recipe

万能オイルであるラベンダーは、肩こりや腰痛・精神疲労・皮膚トラブルなど心身に作用し、安心して使用できるため常備する1本です。不思議と最後まで候補に残るのがレモンで、爽やかな香りとともにマッサージを楽しんでもらえるようです。
抗ストレス作用や感染症予防などに効果的で、最も人気が高く、多くの方に好んでいただけます。

レモン	Citrus limon	1滴
または、ラベンダー	Lavandula officinalis	
スイートアーモンドオイル		5ml

和田 宏子さん

アロマと私 娘のニキビに悩んでいた頃、知人に誘われてアロマテラピーの講演会に行き、「目からうろこ」のお話に、もっと学びたいとその先生の学校に入学しました。アロマテラピーが嗅覚や触覚という五感を通して体のみならずメンタルにも影響を及ぼすことに奥深さを感じ、またセラピストにはさまざまな状況での適切なマナーが求められることを日々痛感しています。

学校 ギルフォードカレッジ オブ アロマセラピー(G.C.A.)

資格 国際資格IFPA認定アロマセラピスト
感性学修士(Master of Kansei)
赤十字幼児安全法支援員
赤十字健康生活支援講習支援員

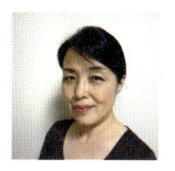

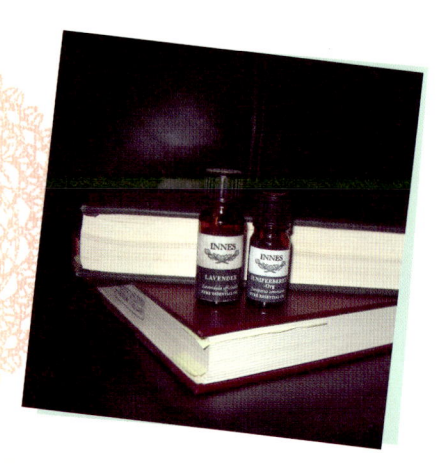

贅沢アロマバスタイム

Episode

人は、心と体が安定していれば、楽しい充実した日々を送ることができます。しかし、安定している状態を常に保つのは難しいことでもあります。

そのため、調子が悪い時、その状態を少しでも改善するための補完代替医療の1つに、アロマテラピーがあります。草・木・花から得た精油の力を借りることは、これまでの歴史が物語っているように、人が生きていくうえで切っても切り離せないことだと私は思っています。

1つの例として、「今日は肩が凝っている」という今日の自分自身の状態を分析し、それに対する精油を選び、湯船に精油を滴下します。すると、まず感じるのは、直ちに広がる香り、そして何とも言えない至福の瞬間が訪れます。それだけでも、鼻、口から吸入される精油の効果でリラックスができるうえに、加えて、湯船につかることで血行がよくなり、精油自体の効能がもっと効率よく発揮されます。

このような贅沢な時間を持つことは、人として本当に大切なことだと思っています。

Recipe

【今日はレモンの香りを楽しみたい＋筋肉も硬い場合】
リラックスするには、その日の自分にあった好きな精油を選ぶことが大切です。効能があるからと言って、嫌いな香りの精油を無理して選んでしまうと、それだけでストレスを感じるからです。下記は1つの例であり、必ずしも絶対ではありません。精油を混ぜ合わせて湯船に滴下します。

ジンジャー	Zingiber officinale	3滴
ローマンカモミール	Anthemis nobilis	3滴
レモン	Citrus limon	4滴

【ストレスによる胃もたれの場合】
スイートアーモンドオイルに精油を入れ、よく混ぜます。身体の右側をやや下に横になり、まず胃の噴門部にゆっくりと手をおき胃の内容物が流れる方向に、左から右へ幽門部に向かってやさしくゆっくり塗ります。

ラベンダー	Lavandula officinalis	1滴
ジュニパーベリー	Juniperus communis	1滴
スイートアーモンドオイル		5ml

＊お風呂に精油を入れる場合、皮膚の弱い方は「バスベース」などのアロマテラピー用乳化剤に精油を混ぜてから湯船に加えることをおすすめします。

篠山 美香さん

アロマと私 私は、小さい頃から香りにとても興味がありました。日本でアロマブームが起きたのをきっかけに、ぜひ本当のアロマテラピーを勉強したいと思うようになりました。勉強すればするほど、精油のよさがわかり、また、自然というものに今まで以上に目を向けるようになってきた今日この頃です。

学校 ギルフォードカレッジ オブ アロマセラピー(G.C.A.)

資格 医師
国際資格IFPA認定アロマセラピスト

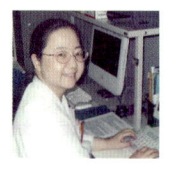

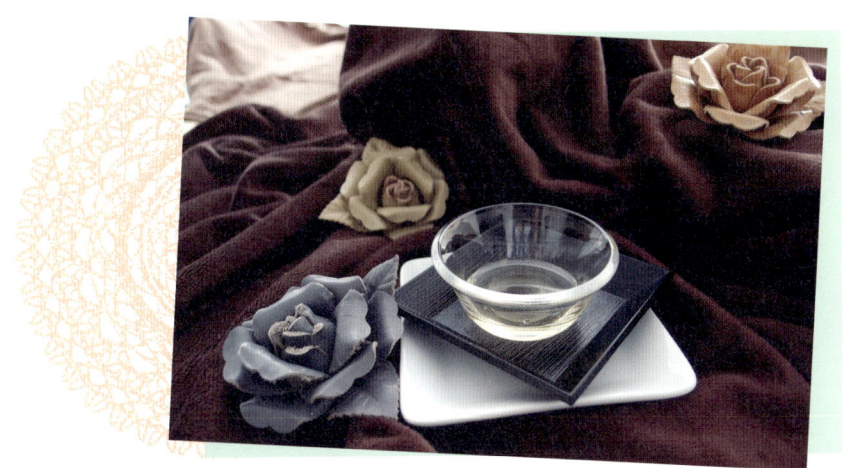

そっと寄り添って…

Episode

数年前、悲しくて悲しくて「もうだめだ」と感じた瞬間がありました。なにも考えていないつもりなのに、気がつくと涙が出てしまう、つらい時間でした。

そんな時、スクールの授業で精油のブレンドを作りました。やわらかなお花の香りを選ぶ気になれなくて、なんとなくミルラを手に取りました。『旧約聖書』の中にも登場するということもあり、私の中では神秘的な精油だったせいもあるかもしれません。

そのブレンドで施術を受けた時、暗い悲しみの中に、小さな、本当に小さな安らぎを見つけたような気がして、呼吸がちょっとだけ楽になった気がしました。悲しみは晴れませんが、その悲しみに寄り添うような気分になったのです。
重くてスパイシーな香りは、悲しみを受け入れさせてくれたのでした。

Recipe

ミルラはとても大きな問題にぶつかった時に、その大きなものにそっと寄り添うような気持ちにさせてくれるでしょう。薬草っぽい、土の香りがするミルラは薄めの濃度で、香りがちょうどよいように思います。
イエス・キリストが誕生した際に、ミルラと同じく贈られた香りといわれるフランキンセンスをブレンドすることで、呼吸を深くします。
パチュリはさまざまな想いをまとめ、不安定になっている心を落ち着かせてくれます。
マンダリンはみぞおちにあるつらさをやさしく包み込んでくれます。以下の精油を用い、精油希釈濃度2%で作ったブレンドオイルをやさしく腕や足に塗り広げます。

ミルラ(没薬)	Commiphora molmol	3滴
フランキンセンス(乳香)	Boswellia carterii	3滴
パチュリ	Pogostemon cablin	1滴
マンダリン	Citrus reticulata	1滴
スイートアーモンドオイル		20ml

重村 愛さん　marcas(自宅で知人にのみトリートメントを不定期におこなっています。)

アロマと私　マーケティングアナリスト時代に頭痛や微熱に悩み、アロマテラピーに興味を持ちました。JEAに通いアロマの奥の深さを知り、2008年に国際資格IFPA認定アロマセラピストを取得。現在は病院で教育研修業務に従事、勤務外の時間はアロマセラピストとして活動中です。

学校　ジャパン・エコール・デ・アロマテラピー(JEA)
資格　国際資格IFPA認定アロマセラピスト

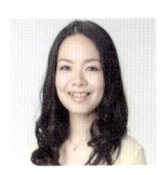

お休み前に 至福のひとときを

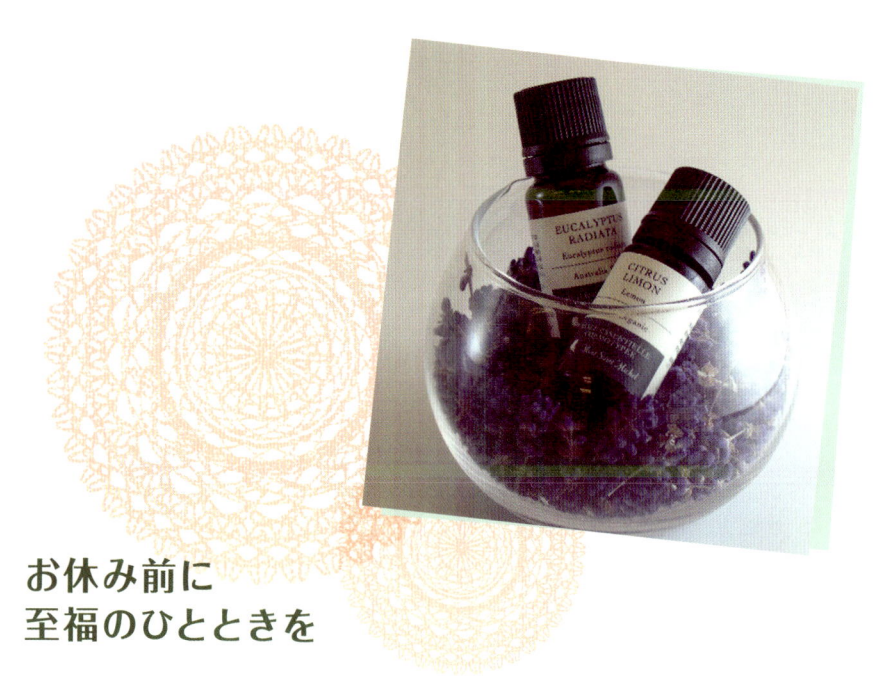

Episode

日々の忙しさに追われ、疲れと共に、何となくふと物哀しいような気分になってしまった時に使用して、心が落ち着いた香りです。

毎日毎日とても頑張っておられる方へ、ほんのひとときだけでも肩の力を抜いてリラックスし、忙しい日常から解放されて気持ちよくお休みいただけたら…トリートメントと共に深く安らいでいただけたらうれしいです。

Recipe

スイートアーモンドオイルまたはホホバオイルに、精油4種を入れ、よく混ぜます。
お風呂上がりや寝る前に、腕や脚をやさしくマッサージしてください。

ジャスミン	Jasminum officinale	1滴
ベンゾイン(安息香)	Styrax benzoin	2滴
スイートオレンジ	Citrus sinensis	3滴
シダーウッド	Cedrus atlantica	2滴
スイートアーモンドオイル または、ホホバオイル		30ml

伊藤 尚美さん　アロマテラピーサロン・モンサンミッシェル千里大丸店　http://www.montsaintmichel.jp/

アロマと私　アロマテラピーサロン・モンサンミッシェル千里大丸店に勤務しております。とても疲れた表情でご来店されたお客様が、トリートメント後は明るい笑顔に変わられ、お話される姿を見ると、うれしく思います。

学校　ジャパン・エコール・デ・アロマテラピー(JEA)

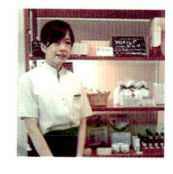

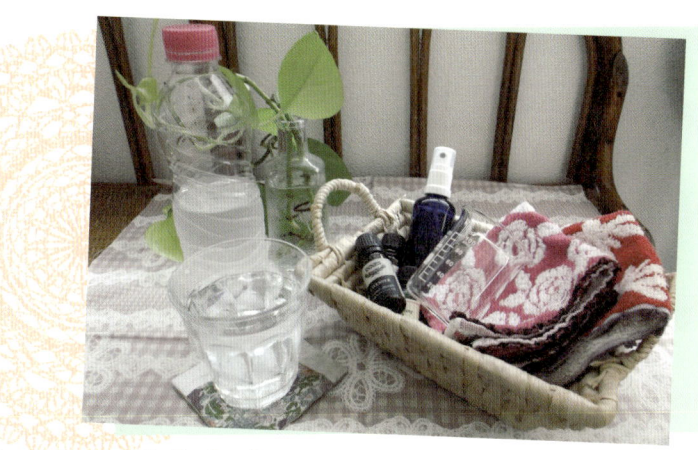

介護をされているあなたへ
～身体と精神に～

Episode

病人の介護は肉体的にも精神的にもストレスがかかります。長時間病室で過ごしていると、病人の症状によってパニックになったり不安になったりします。

そこで、心身をコントロールしていくのに精油を使いました。病院ですので、刺激の少ないものを選んでスプレーを作りました。
ラベンダー・イランイラン・フランキンセンスで不安定な心理状況を元に戻し、平穏をもたらしてくれる精油を選びました。身体にスプレーしたり、ティッシュやハンカチにも使いました。病人の枕元にも、スプレーしたハンドタオルを置きました。ティートリー&レモンの精油でうがい水を作り、身体も守りました。

Recipe

【スプレー】
スプレー容器に精油と無水エタノールを混ぜる。よく混ざったら、精製水を加え、さらによく混ぜる。(全量約60ml)

ラベンダー	Lavandula officinalis	6滴
イランイラン	Cananga odorata	3滴
フランキンセンス(乳香)	Boswellia thurifera	3滴
無水エタノール		5ml
精製水		50ml

【うがい水】
うがいをする時、ミネラルウォーターに精油を混ぜる。

ティートリー	Melaleuca alternifolia	2滴
レモン	Citrus limon	2滴
ミネラルウォーター		500ml

早田 親子さん

アロマと私 35年ほど経理の仕事をした後、小さな家庭料理の店を8年しました。アロマは以前より興味があり少しだけ学びましたが、求めていたアロマとは違い、それきりになっていました。あれから数十年の月日を経て、姪を通じアロマスクールと出合い今日に至っています。車に車検があるように、人間にもメンテナンスが必要だと思います。私は今アロマの中でそれを強く感じています。

学校 ギルフォードカレッジ オブ アロマセラピー(GCA)

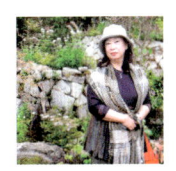

心をそっとサポートする甘い練香

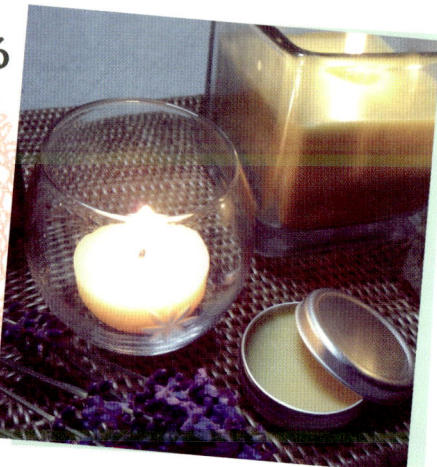

Episode

とっても頑張り屋さんの友人のために考えたレシピです。
厳しい営業ノルマ・残業・休日出勤。「身体はクタクタなのに、仕事のことが気になり気持ちが高ぶり熟睡できない」「仕事中イライラしてつい口調が荒くなって…」とかなりつらそう。

そこで、思いついたのが練香。
「仕事中でもちょっと煮詰まった時、イラッとした時、使ってみて!」と、練香を取り出し、香りをかいで塗る。この一連の動作が気持ちを切り替えるスイッチになってくれればと思ったのです。後は、アロマの香りが彼女をサポートしてくれるらしい…と期待して、思いっきり甘くて温かい香りの練香を作ってみました。

効果は上々。香水のようにプンプン香らないので、男性の多い職場でも気にせず使えるのもよかったようです。
また、お休み前のバスタイムにも使っていただけるよう同じ香りのキャンドルも作りました。

Recipe

① 容器(20mlの直接湯せんにかけられるステンレス容器)にミツロウを入れて湯せんにかけ、溶けたらホホバオイルを加え竹ぐしなどで混ぜる。
② 湯せんからおろし、あらかじめブレンドしておいた精油を加え、素早く混ぜたらそのまま冷まして固まるのを待つ。
(やけどしないよう気をつけてくださいね)

イランイラン	Cananga odorata	3滴
ベンゾイン(安息香)	Styrax benzoin	2滴
スイートオレンジ	Citrus sinensis	5滴
フランキンセンス(乳香)	Boswellia carterii	3滴
マジョラム	Origanum majorana	1滴
ホホバオイル		15ml
ミツロウ		3g

＊夏は少しミツロウを多め、冬は少なめにすると使いやすいです。初めての時は精油を入れる前に一度固めた状態で使用感を確認してから再度湯せんにかけてお好みの硬さに仕上げるといいと思います。
＊今回のレシピは4%ですが、香りの強さは2〜5%濃度くらいでお好みやお肌の状態で加減してください。
＊キャンドルは練香と同じ材料で分量を変えて作ります。ミツロウ:ホホバオイル=5:1の割合にして5〜10%濃度で精油をブレンドします。瓶などの耐熱容器に割り箸でキャンドル芯を固定して、材料を流し込みます。しっかり固まれば、やさしい炎のアロマキャンドルのできあがりです。

足立 昌子さん　Aromatherapy 月〜tsuki〜　http://www.iybaz.com/

アロマと私　JEA卒業後、街角サロン〜ホテルのスパを経てJR近江八幡(滋賀県)駅前のシェアサロン"癒しのバザール"にて2011年1月にAromatherapy月〜tsuki〜をオープン。その他、産婦人科医院での産後のお母さまのケア、JEAのセラピスト派遣部門ソレイユメンバーとして総合病院での施術をさせていただき、果てしなく深いアロマの世界を日々探検中。

学 校　ジャパン・エコール・デ・アロマテラピー(JEA)

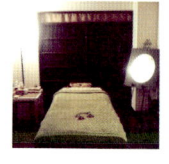

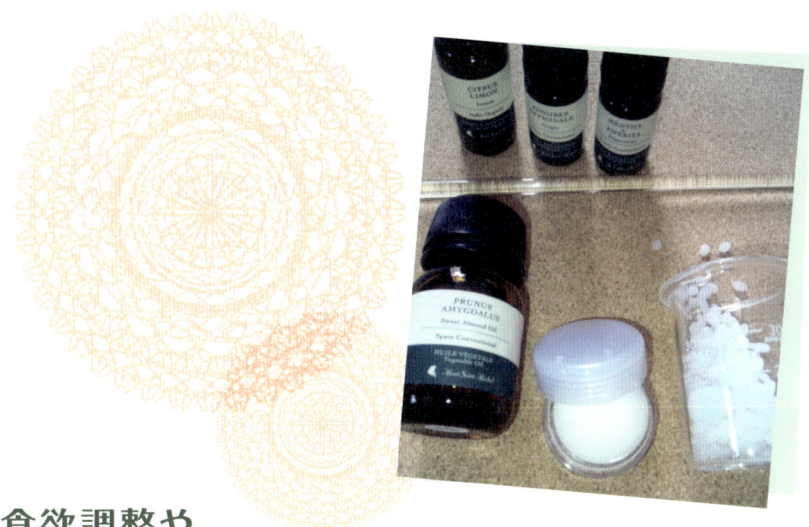

食欲調整や
ストレス対策にも使える練り香水

Episode

ジンジャーエールのような、ラムネのような、スッキリとした香りの練り香水です。

この香りは、食欲にムラがあり、消化器系も不調というお客様がいらっしゃった時にブレンドした香りです。私自身もお気に入りの香りで、食欲を調整したい時だけでなく、集中したい時や、気分が落ち込みがちな時にもオールマイティに使っています。

ファーナスペレットは、ヤシの実やパーム油から抽出された固形のクリーム基材で、融点が低いためポットのお湯でもすぐに溶け、無臭なので精油の香りをまったく壊さないところがおすすめです。

Recipe

①ファーナスペレットを湯せんにかけて溶かす。
②キャリアオイル5mlと①をよく混ぜる。
③精油を加えて混ぜ、クリーム容器(10g)に移す。
＊室温で固まりますが、急ぐ時は冷蔵庫に入れておくとすぐ固まります。

ペパーミント	Mentha piperita	7滴
レモン	Citrus limon	8滴
ジンジャー	Zingiber officinale	5滴
ファーナスペレット		4g
キャリアオイル		5ml

＊香りをもっと甘くしたい時は、ベンゾイン(安息香)をプラスすると、コーラのような甘くてさわやかな香りになります♪

芝山 つかささん　Aroma Treatment Room ombrelle～オンブレュユ～　http://ameblo.jp/ombrelle/

アロマと私	10年前、医療系の仕事をしていて、心身に不安を感じていた頃にアロマと出合いました。「自分の体と心の声を聴くこと」アロマのおかげで気づいた大切なこと。私の手を通して、アロマの素晴らしさが伝わるようにと、日々思いを込めてトリートメントをしています。
学校	ジャパン・エコール・デ・アロマテラピー(JEA)
資格	JAA認定インストラクター

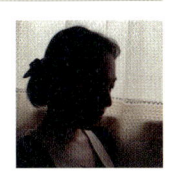

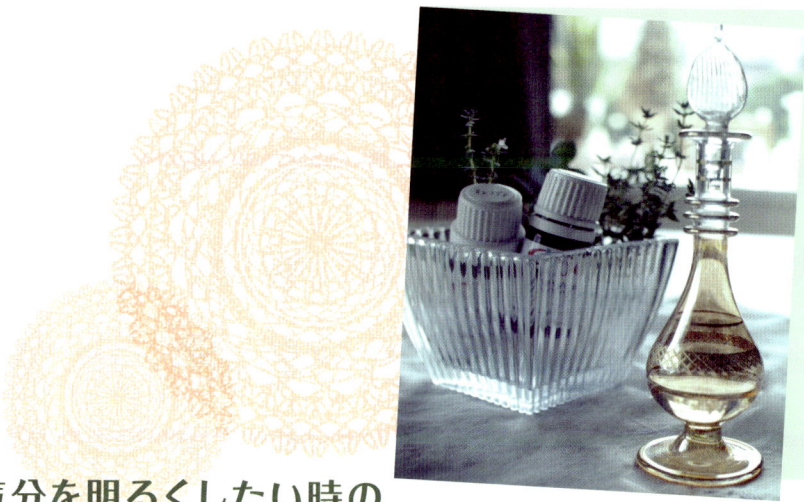

気分を明るくしたい時の『HAPPY☆オーデコロン』

Episode

好きな香り、元気が出る香り、人によって感じ方はさまざまですが、精油はブレンドすることによって香りに奥行き、深み、まろやかさなどが出て、何とも言えない香りが生まれます。

アロマテラピーをどう楽しんだらいいかわからない方も、アロマを使った香水なら、手軽に気分転換のツールとして活用できることでしょう。

女性らしく、優雅に香るジャスミンの精油に、気分をパッと明るくするスイートオレンジやブラックペッパーなどをブレンドして気軽にできるオーデコロンを作ってみました。

気分転換できる香りのマジックでHAPPYオーラを身にまとって♪

Recipe

お気に入りの香水瓶などに無水エタノールを入れ、各種精油を加えていきます。よく混ぜ合わせて最後にアンジェリカ芳香蒸留水を加え、たまに瓶を振りながら半月ほど熟成させたらできあがりです。

新月に作り、満月から使う…など、月のリズムに合わせるのもおすすめです。

ジャスミン	Jasminum officinale	3滴
スイートオレンジ	Citrus sinensis	3滴
シダーウッド	Cedrus atlantica	2滴
パチュリ	Pogostemon cablin	1滴
ブラックペッパー	Piper nigrum	1滴
アンジェリカ芳香蒸留水		3ml
無水エタノール		1ml

門永 友香さん　アロマと雑貨の店　友瑠璃　〜yururi〜　http://yururi-aroma.petit.cc/

アロマと私　栄養士を取得後、栄養の面からの美容にひかれて化粧品会社に入社。その後、フリーのメイクアップアーティストとして活動しながら、更に内面美容に興味を持ち、アロマトリートメントやレイキヒーリングを合わせたサロンワークと、アロマテラピーや美容全般のセミナー・スクール・メディアなどで活動中。

学校　ベニープライスアカデミーオブアロマセラピー(PPAA)日本校、Aromatherapy Academy JAPAN(AAJ)

資格　AEAJ認定アロマテラピーインストラクター
WJGC認定アロマセラピスト
WJGC認定アロマセラピストトレーニングディレクター
(WJGC=一般社団法人ウェルネスJAPAN)

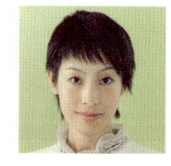

ショップ案内

ニールズヤード

　ニールズヤードは、「本当の美しさとは健やかな体からあふれでるもの」という創業以来から変わらぬ信念をもとに植物性、オーガニック、エコロジーにこだわってきました。

　肌に効果がありながらも環境にやさしく、大切につくられてきたオーガニックスキンケア製品をはじめ、ボディ・ヘアケア製品、アロマ、ハーブなどの製品を豊富に取り揃えています。

【ショップリスト　現在 25 店舗】

表参道店　03-5778-3706
銀座店　03-3538-3669
伊勢丹新宿店ビューティーアポセカリー店　03-3352-1111
新宿店　03-5367-4624
アトレ恵比寿店　03-5475-8338
渋谷ヒカリエ ShinQs 店　03-6434-1739
吉祥寺店　0422-29-7144
伊勢丹立川店　042-540-7414
セレオ八王子イセタンコスメティクス店　042-686-3751
横浜ジョイナス店　045-312-6477
みなとみらい店　045-682-2542
たまプラーザ店　045-905-0703
ららぽーと TOKYO-BAY 店　047-421-7106
札幌ステラプレイス店　011-209-5112
新静岡セノバ店　054-266-7195
松坂屋名古屋店　052-264-2979
コトクロス阪急河原町店　075-221-1750
阪急うめだ本店ネクストビューティ店　06-6313-7934
髙島屋大阪店　06-6632-9629
天王寺ミオプラザ館店　06-6772-3446
西宮阪急店　0798-62-7273
神戸店　078-332-1339
さんすて岡山店　086-232-1393
福岡パルコ店　092-235-7146
アミュプラザ博多店　092-413-5551

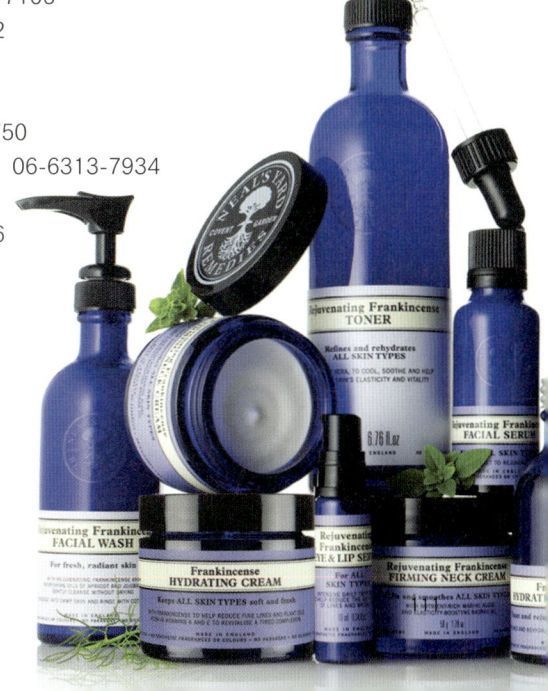

ショップ案内

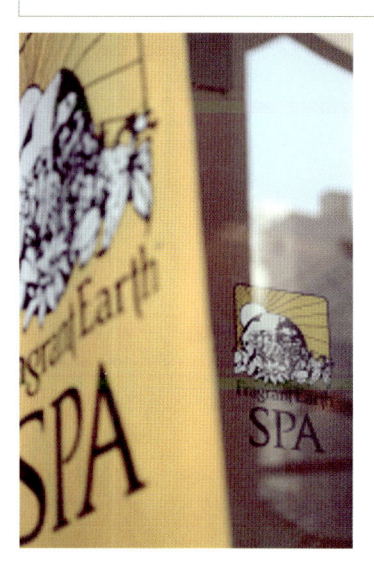

フレグラントアース

　フレグラントアース スパでは、フレグラントアースインターナショナル社が展開するブランド「フレグラントアース」、「オシエム」、「スタイルアロマ」の3ブランドを販売している日本で唯一の直営店です。

　スパでは3ブランドを使ったオリジナルのトリートメントが受けられます。スラブ地方伝統のスラヴィックマッサージやマタニティトリートメントもあります。植物の力強さや健全さにこだわり、野生種やオーガニックの植物からアロマテラピーのためだけに丁寧に作られる精油や植物オイルの品質の高さから、世界中のセラピストに支持され続けている「フレグラントアース」。100種類以上ある精油や、全ブランドの商品をお試しいただけます。

【フレグラントアース】
〒107-0062 東京都港区南青山
6-6-20　K's南青山ビル2F
営業時間：11:00 ～ 19:00
定休日：火・水・木曜日（祝日は営業）
Tel: 03-5766-6114
http://www.fragrantearth.jp/spa/

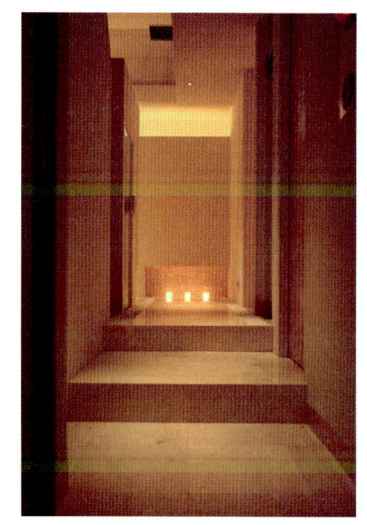

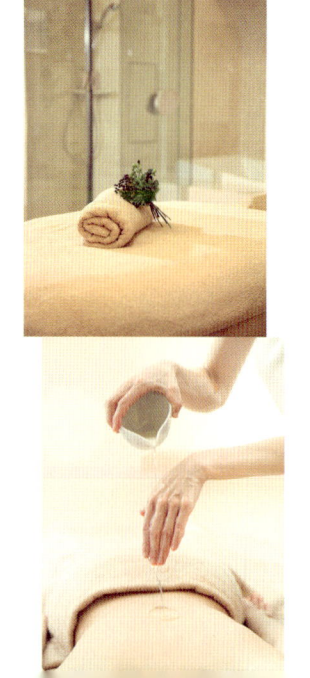

・・・・・・・・・・・・・・・・・・・・・・・・・・
サロンのお客様に大好評♪
アロマブレンド

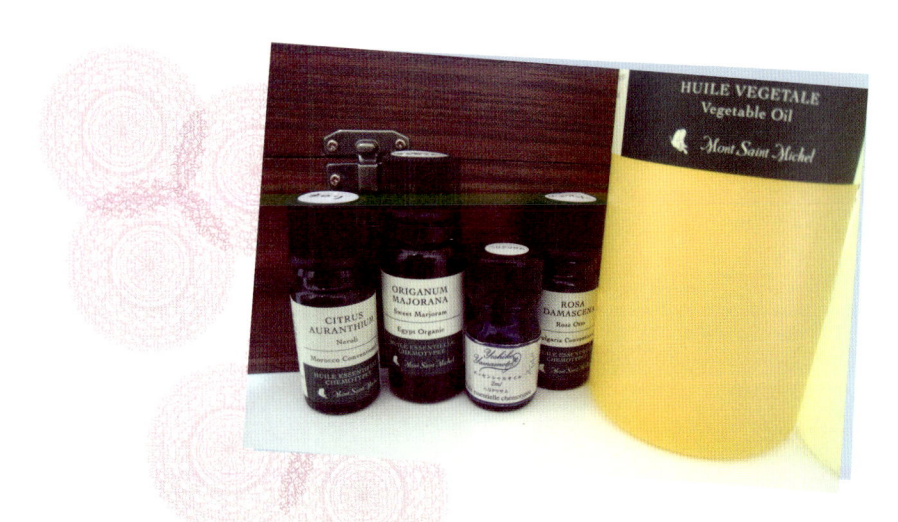

目のまわりのくすみを解消する
フェイシャルオイル

Episode

美容鍼灸の施術を受けにこられる患者様の悩みのひとつに「目の周りのくすみ」があります。
その際に併用するブレンドです。ローズ、ネロリという肌によい精油に血行をよくするマジョラム、イモーテルをブレンドしています。

鍼治療の前にこのオイルを用いてフェイシャルトリートメントをしています。ご家庭でも入浴時に顔に塗布してホットタオルでパックしていただくと効果的です。

また、鍼治療では稀に内出血が起こることもあります。その際は高濃度のイモーテルを塗布すると治りがよく、鍼灸師にはとてもありがたい精油のひとつです。

Recipe

作り方は材料を混ぜるだけです。
精油希釈濃度は1%ですので、お顔のトリートメントにも安全です。

ローズオットー	*Rosa damascena*	1滴
ネロリ	*Citrus auranthium*	3滴
マジョラム	*Origanum majorana*	3滴
イモーテル	*Helichrysum italicum*	3滴
キャリアオイル		50ml
(主にホホバオイルかアプリコットオイルを用いています)		

黒部 研さん

アロマと私 私は大学で鍼灸を学ぶのと並行してJEAでアロマを学びました。卒業後は鍼灸治療とアロマを積極的に併用しています。また、大学にも残り学生の指導にあたっていますが、そこでもアロマテラピーについての研究をしており、その効果を今後広く発信していけたらと考えています。

学校 ジャパン・エコール・デ・アロマテラピー(JEA)

資格 国際資格IFPA認定アロマセラピスト
はり師
きゅう師

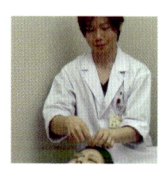

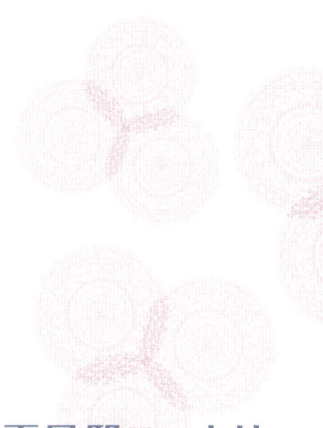

夏風邪スッキリ さわやかブレンド

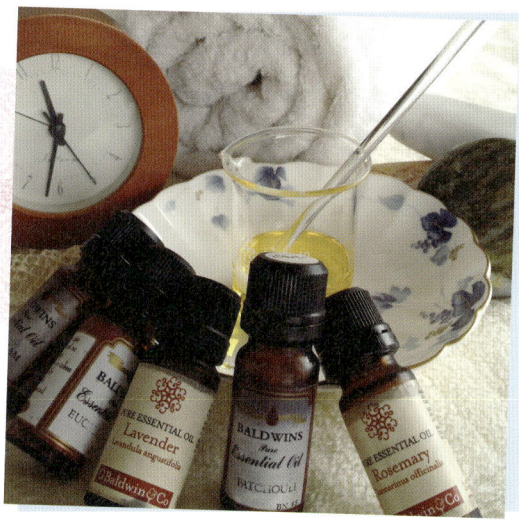

Episode

夏のじめっとした暑さの中、エアコンの風で何かと呼吸器系がダメージを受けてしまう…。
そんなとき、のどすっきり粘膜さっぱりのこのブレンドで、さわやかに過ごせます。

1.8シネオールと呼ばれるスーッとする成分が多く含まれているローズマリーやユーカリ、そして冷却作用のあるペパーミントが、暑いときに皮膚にこもる熱をとり、快適に過ごせます。

トリートメントにも使えますが、シャワールームの床に数滴垂らすことでシャワーの熱い蒸気にすっきりした香りがたちのぼり暑い夏の気分転換にもおすすめ。

お口を大きく開けてのどの奥まで湯気とともに吸いこむとよいでしょう♪

Recipe

スーッとする香りのペパーミントやユーカリに加えて、夏に重宝、デオドラント効果のあるパチュリがこのブレンドの立役者。シソ科のベースノートのこの精油が多汗を抑え、収斂作用によりお肌をさっぱりひきしめてくれます。また、全体を馴染ませるのにアルコール成分の多いホーリーフも、馴染みのあるラベンダーの代わりに使うと少し酸味があり、それでいてまろやかな味わいのある香りになるでしょう。

ペパーミント	Mentha piperita	3滴
ユーカリ	Eucalyptus globulus	4滴
ローズマリー	Rosmarinus officinalis	2滴
ラベンダー	Lavandula officinalis	1滴
パチュリ	Pogostemon patchouli	2滴
ホホバオイル		20ml
マカデミアナッツオイル		10ml

＊通経作用がありますので、妊娠中のご利用はお控えください。
(精油希釈濃度：2％)

額田 美穂さん アロマセラピールーム ジャスミン　http://jasminum.ciao.jp/

アロマと私　12年前、大切な人を亡くしウツ状態へ。見かねた友人がアロマサロンへ連れて行ってくれました。これが最初の出逢い。心やさしい掌のぬくもりと香りに心底癒され、自分を大切にするということを学びました。今ではアロマを通じて自分を愛することの大切さをお伝えしています。

学校　IMSI ザ インターナショナル メディカル スパ インスティテュート

資格　国際資格IFPA認定アロマセラピスト

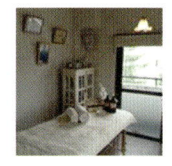

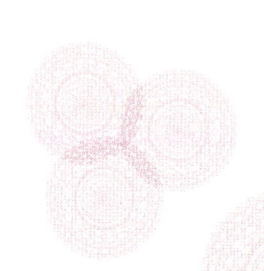

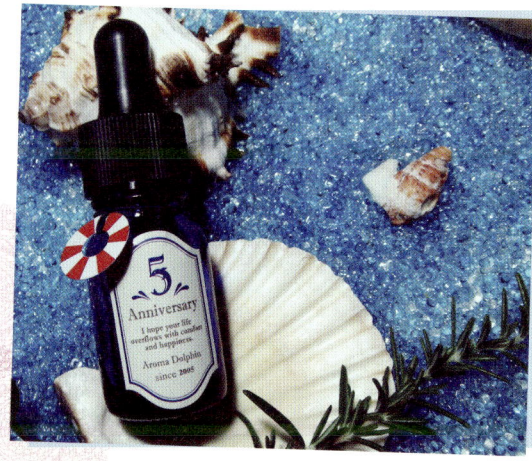

記念日にいかが？
贅沢ブレンドオイル

Episode

2005年、Aroma Dolphin開店5周年を記念し、特別オイルをブレンドさせていただきました。開店前はいろんな不安もありましたが、いざ開店してみると本当に素敵なお客様ばかりで、私の方が癒される毎日です。

そんな、サロンをあたたかく支えてくださるお客様に、感謝の気持ちとお客様のますますの幸せを祈る気持ちをこめて、女性らしく華やかで、でも落ち着きがあり、幸福感に包まれる香りを目指してブレンドしました。デザインのお仕事をするお客様がオリジナルデザインをしてくださり、ボトルもステキに仕上がりました。

おかげさまでお客様には大好評で、感謝の気持ちを形にできたことをとてもうれしく思いました。

Recipe

①遮光瓶にベースオイルを入れる。
　（無臭のものがおすすめです）
②①に精油を加え、よく混ぜる。

ジャスミン	Jasminum sambac L.aiton	2滴
ローズオットー	Rosa damascena	2滴
イランイラン	Cananga odorata	1滴
ゼラニウム	Pelargonium x asperum	1滴
パルマローザ	Cymbopogon martinii	1滴
ローズマリー	Rosmarinus officinalis CT cineole	3滴
フランキンセンス(乳香)	Boswellia carterii	1滴
ベースオイル		50ml

＊ベースオイルは当サロンでは特殊なものを使用していますので、上記の書き方とさせていただきました。基本的には一般的なスイートアーモンドオイルなどでよいと思います。

宮武 直子さん　Aroma Dolphin（アロマ・ドルフィン）　http://www.aroma-d.com/

アロマと私　まったく違う業種についていましたが、アロマトリートメントに魅せられ、IFPAの資格を取得、横浜でアロマエステサロンを開いて7年目を迎えています。ストレスフルな毎日から癒しの日々へと生活が大きく変わり、体調も以前よりずっとよくなりました。また以前より「若い」と言われることが増えたのも、毎日アロマを使っているおかげだと思っています♪

学校　IMSI ザ インターナショナル メディカルスパ インスティテュート

資格　国際資格IFPA認定アロマセラピスト

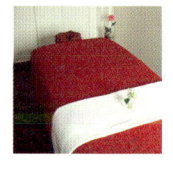

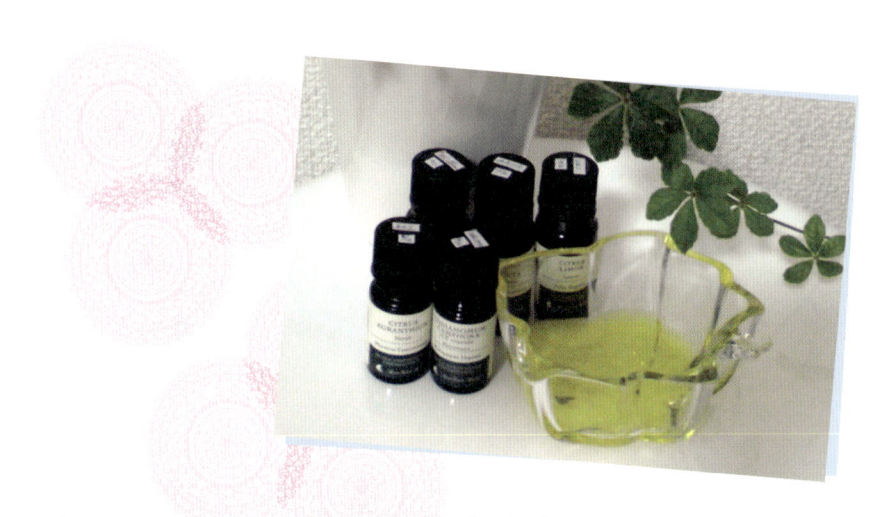

デスクワークの疲れにおすすめ！
リラックスアロマオイル

Episode

サロンでは、お客様のその日のご気分・体調から精油を選んでブレンドさせていただいてます。
このレシピは、毎日座りっぱなしのデスクワークで、パソコンを長時間使われるお客様へお作りしたブレンドです。

肩こり・脚のむくみ・目の疲れがつらく、夜中すぐに目が覚めて眠りが浅いのが気になるということでした。身体と心の緊張を緩める精油を選んでブレンドしたレシピです。
施術開始後10分ほどで眠りに入られ、ぐっすりとお休みいただけたようで、施術後は笑顔でお帰りになられました。

この笑顔で私達セラピストは癒されますね。

Recipe

ボディ用のブレンドオイルです。
保存する場合は遮光ビンに入れ、1カ月以内に使ってください。刺激の気になる方は精油を半分の量にされるか、ベースのホホバオイルを倍量にしてお作りください。

ネロリ	Citrus aurantium v. amara	2滴
スイートオレンジ	Citrus sinensis	2滴
サイプレス	Cupressus sempervirens	3滴
フランキンセンス(乳香)	Boswellia carterii	1滴
ユーカリ・ラディアータ	Eucalyptus radiata	2滴
シダーウッド	Cedrus atlantica	2滴
ホホバオイル(未精製)		30ml

井上 裕子さん　　Ripples(リプルズ)　http://ripples-aroma.jp/

アロマと私　自分の好きなことを仕事にしたいと思い、13年続けていた事務の仕事を辞めてアロマセラピストの道に進みました。事務の仕事をしながらJEAで勉強し、ヒーリングサロンで施術や接客・店長業務の経験を積み、スクールでの運営の仕事をしながらリンパドレナージの資格を取得し、自宅サロンをはじめました。お客様が穏やかになられるひとときを過ごしていただけるよう日々頑張っています。

学校　ジャパン・エコール・デ・アロマテラピー(JEA)

資格　JAA認定アロマコーディネーター
ボッダーアカデミー認定MLDセラピー1セラピスト

疲労回復！
すっきり爽快ブレンド

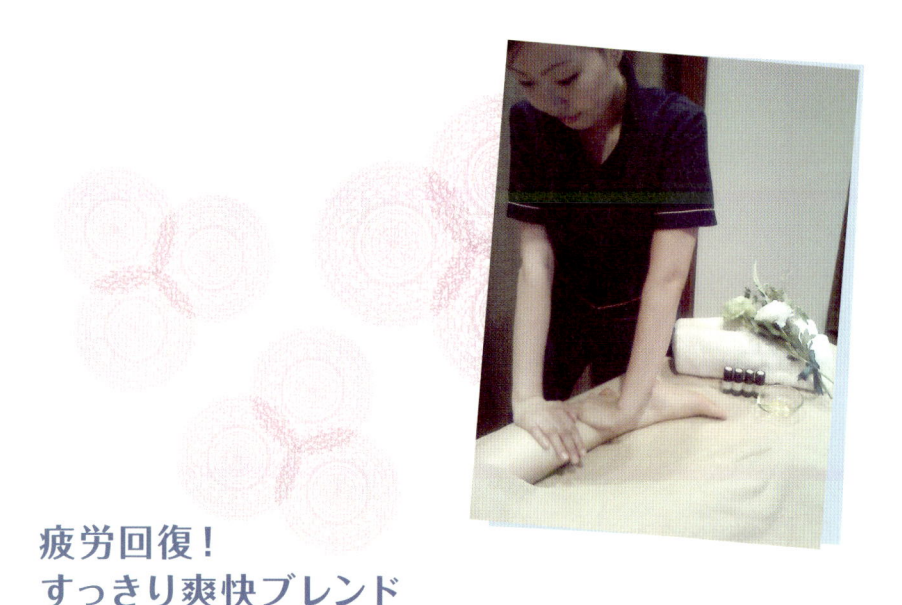

Episode

大阪のユニバーサル・スタジオ・ジャパンでめいっぱい遊び、疲れて帰ってこられたお客様が来店された時のことです。

ご来店時は普段のお仕事疲れも重なり、ぐったりしていらっしゃいました。お顔にも疲れがにじみ「足がパンパンなの」とのこと。しかしアロマトリートメントが始まると、「いい香り〜」とおっしゃり、だんだんお声に元気が！お帰りの際には、同じ方とは思えないくらい顔色もよくなり、「スキップできそう〜♪」とおっしゃってくださいました。

お客様の笑顔と、いただいた言葉が忘れられません。何よりの宝物です。

Recipe

爽やかな香りで、むくみや疲労に効果的な精油をブレンドした「すっきり爽快ブレンド」です。

グレープフルーツ	Citrus paradisi	2滴
サイプレス	Cupressus sempervirens	2滴
レモングラス	Cymbopogon citratus	1滴
ラベンダー	Lavandula angustifolia	1滴
ホホバオイル		30ml(全身用)

井本 早貴さん
ホテル ユニバーサルポート リフレッシュサロン アンワインド　http://www.hoteluniversalport.jp/facilities/01.html

アロマと私 4年間の保育士生活を経て、アロマセラピースクールTeikaにてIFA・AEAJの資格を取得。現在はホテルユニバーサルポートにセラピストとして勤務しながら、JEAでスキルアップ講座を受講中。

学校 アロマセラピースクール Teika
ジャパン・エコール・デ・アロマテラピー(JEA)

資格 国際資格IFA認定アロマセラピスト
AEAJ認定アロマセラピスト
AEAJ認定アロマテラピーインストラクター
ピーター・ウォーカー認定ベビーマッサージインストラクター

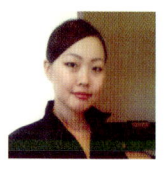

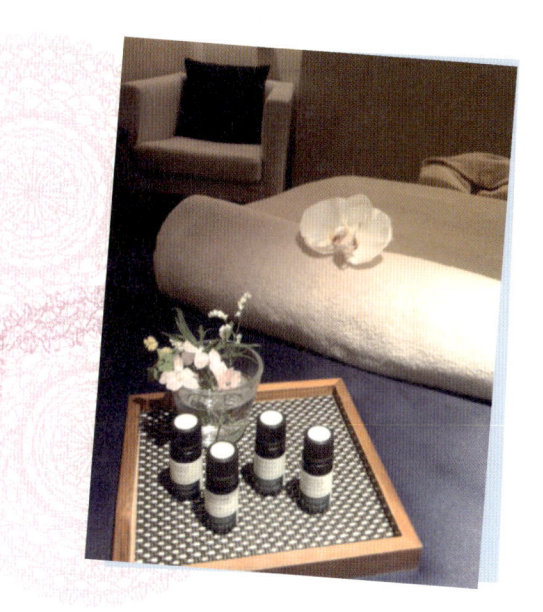

冷えと胃腸の
疲れを解消する
ポカポカブレンド

Episode

夏ケアブレンドです。暑い夏もからだは冷房、冷たい飲食物などの摂りすぎで意外と冷えている方が多いです(ご自覚はなくても)。
実際、盛夏過ぎの頃、トリートメントしていて胃のウラが冷えている方がかなりいらっしゃいます。冷えていることをお伝えすると「冷たいものをめっちゃ摂っています…」とか「実は胃の調子が…」とか。胃腸の機能は落ち、夏バテにもなりますね。

それで、疲労回復、リフレッシュ感のある精油にジンジャーのブレンドです。とても温まり、胃腸を健やかにしてくれるジンジャー。

免疫力UPにもなり、夏のお疲れにピッタリ!
「すっきり!だけどじんわりあたたかい♪」当スパの人気コースとなりました。

Recipe

お手持ちのキャリアオイルにそれぞれの精油を。当スパではホホバオイルを使用しています。
お好みの滴数でよいと思いますが、肌刺激(香りも強い)のあるペパーミント、ジンジャーは控え目にしてください。

レモン	Citrus limon	4滴
タイムリナロール	Thymus vulgaris CT linalol	2滴
ペパーミント	Mentha piperita	2滴
ジンジャー	Zingiber officinale	2滴
ホホバオイル		30ml

東 陽香さん 東急ハーベスト 有馬六彩 タルゴスパ http://www.harvestclub.com/Un/Hotel/Ar/spa.html

アロマと私	幼い頃からバレエを習ったり、からだを動かすことが好きだった私。アロマに興味を持ち、JEA卒業後、現在勤めているスパのオープニングスタッフとなり早や3年目。街から比較的近い関西圏のオアシス、緑豊かな有馬で楽しく日々過ごしています。目指し、心がけるのは"陽だまりアロマ"
学校	ジャパン・エコール・デ・アロマテラピー(JEA)
資格	JAA認定アロマコーディネーター

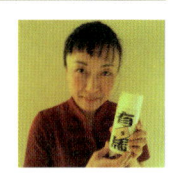

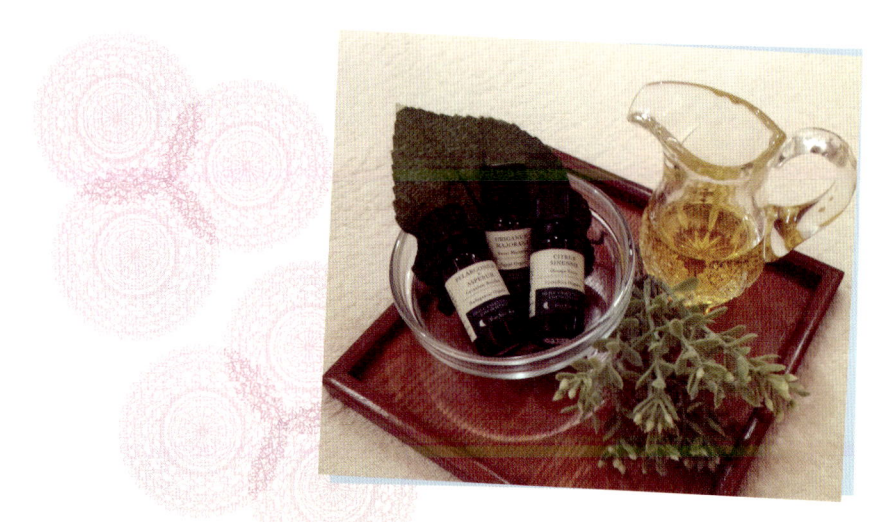

自律神経を整える超リラクゼーションブレンド

Episode

ホテルにいらっしゃるお客様はさまざまですが、責任ある立場で毎日時間に追われながら仕事上のストレスを持続的に抱えていらっしゃる方が多くいらっしゃいます。

その忙しい時間の隙間に自分へのご褒美、つかの間の休息を求めていらっしゃるお客様を少しでも楽な状態にしてさしあげるために、張り詰めた心身の緊張を解きほぐし、副交感神経を優位にして深いリラックス状態に導くブレンドで全身をトリートメントさせていただくと、自律神経のアンバランスが整えられるなど、自然治癒力が高まります。「身体が軽くなった」「短い時間なのに熟睡した後のすっきりしたような感覚が得られた」などの喜びの声が、日々の励みになっています。

Recipe

精油希釈濃度は1%でブレンドしています。

【フローラルな香りのブレンド】
イランイラン	Cananga odorata v.genuina	2滴
ネロリ	Citrus aurantium v. amara	2滴
ゼラニウム	Pelargonium graveolens	1滴
スイートマジョラム	Origanum majorana	1滴
ホホバオイル		30ml

【フルーティな香りのブレンド】
ローマンカモミール	Anthemis nobilis	2滴
ベルガモット	Citrus bergamia	1滴
フランキンセンス(乳香)	Boswellia carterii	1滴
メリッサ	Melissa officinalis	2滴
ホホバオイル		30ml

吉村 佳寿栄さん　ザ・リッツカールトン 大阪 プレイス・オブ・ハーモニー

アロマと私　自分自身が身体を壊したことがきっかけで、その当時お世話になったセラピストの方達との出会いや導きにより、スクールに通いながらアロマテラピーを本格的に学ぶうちに、いつしかアロマセラピストを目指すようになりました。資格を取得し、現在はホテルのスパに勤務しています。

学校　ニールズヤードスクールオブナチュラルメディスンズ

資格　AEAJ認定アロマセラピスト
AEAJ認定アロマテラピーインストラクター
国際資格IFA認定アロマセラピスト
国際資格IFPA認定アロマセラピスト

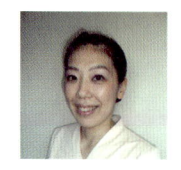

サロンのお客様に大好評♪アロマブレンド

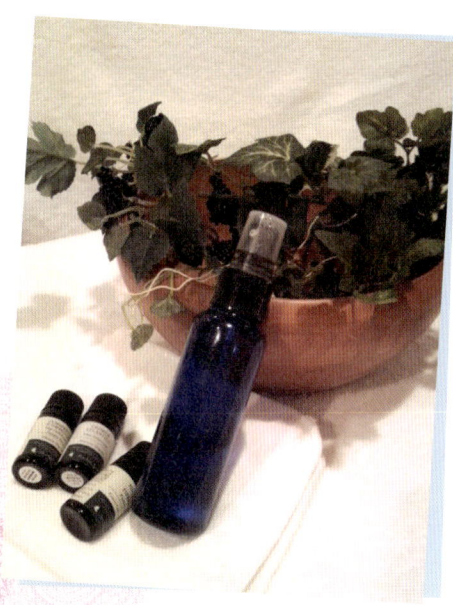

時差ボケにもピッタリ！
スパのリフレッシュスプレー

Episode

スイスホテル南海大阪のピュロベルスパは、フィットネススペースと同じ階にあり、出勤前やお仕事帰りのフィットネスメンバー様や宿泊のお客様、とくにご旅行中や出張中の外国の方々がトレーニングに来られます。

日常生活からの切り替えや時差ぼけにもピッタリで、トレーニング前のリフレッシュにもピッタリ。さわやかな香りのアロマスプレーです。

Recipe

*使用前によく振って、できるだけ早く使い切ってください。

ペパーミント	Mentha piperita	3滴
ベルガモット	Citrus bergamia	4滴
レモン	Citrus limon	5滴
精製水、またはミネラルウォーター		30ml

嶋田 さゆりさん
スイスホテル南海大阪 ピュロベルスパ&スポーツ　http://www.swissotel-osaka.co.jp/purovel/index.html

アロマと私　OLからホテルでのアロマの仕事に転職して、10年以上になります。仕事を始めた頃のお客様は、アロマって何？アロマのマッサージを受けるのはこれが初めてという方がほとんどでしたが、今ではお家でアロマを楽しんでいる方やアロママッサージを受けているというお客様が多くなりました。素晴らしいことです。

学 校　ジャパン・エコール・デ・アロマテラピー(JEA)

資 格　JAA認定アロマコーディネーター

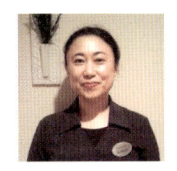

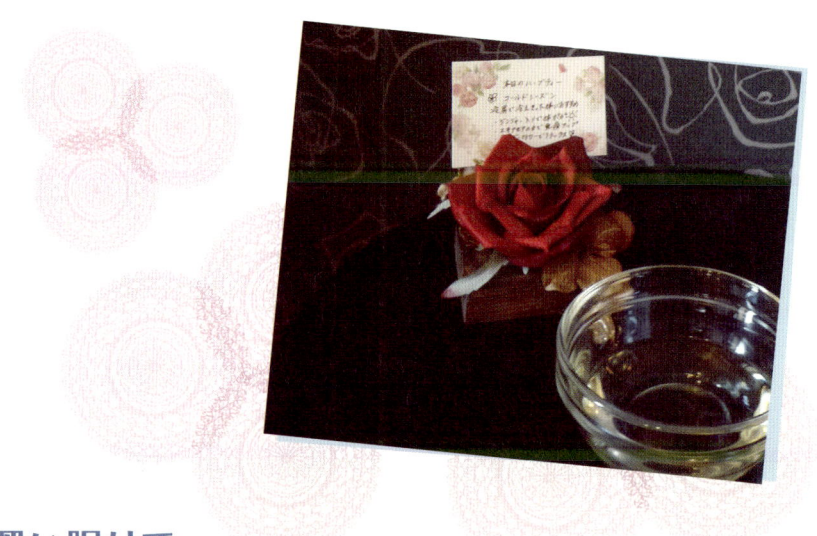

深い眠りで
たまった疲れから解放される

Episode

慢性的な疲労と不眠(寝ても疲れがとれない)でお悩みのお客様と一緒に考えたオリジナルブレンドです。

高貴な香りと共に南国を想像させる官能&エキゾチックな香りです♪この香りをまとうだけでいつも眠りの浅いお客様もぐっすりリラックスされました。

心地よい香りに包まれてのトリートメントは至福のひととき♪ぜひお試しください。

Recipe

ベースオイルを20ml使用します。
お肌の弱い方は精油を各1滴ずつのご使用がおすすめです。

ローズマリー	Rosmarinus officinalis CT cineole	1滴
ラベンダー	Lavandula angustifolia	1滴
フランキンセンス(乳香)	Boswellia carterii	2滴
ローズオットー	Rosa damascena	2滴
レモングラス	Cymbopogon citratus	2滴
スイートアーモンドオイル		10ml
マカダミアオイル		5ml
ホホバオイル		5ml

片山 あづささん　Wellbeing Spa ひまわり　http://ameblo.jp/wellbeingsalon-himawari/

アロマと私　世界を旅するセラピストを目指して頑張っています。私自身が真っ暗闇に包まれ苦しんでいた時、アロマと出合いました。マッサージを通して感じる手の温もり、全身をやさしく包み込む香り。涙が自然とこぼれました。人のため、家族のため、自分のために頑張っている皆様。心が折れてしまうその前に、明日への元気の回復のため、そして本来の自分らしさを取り戻すために一緒にアロマを楽しんでみませんか？

学 校　ジャパン・エコール・デ・アロマテラピー(JEA)
資 格　AEAJ認定アロマテラピーアドバイザー

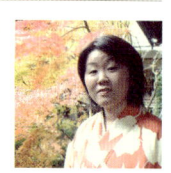

サロンのお客様に大好評♪アロマブレンド

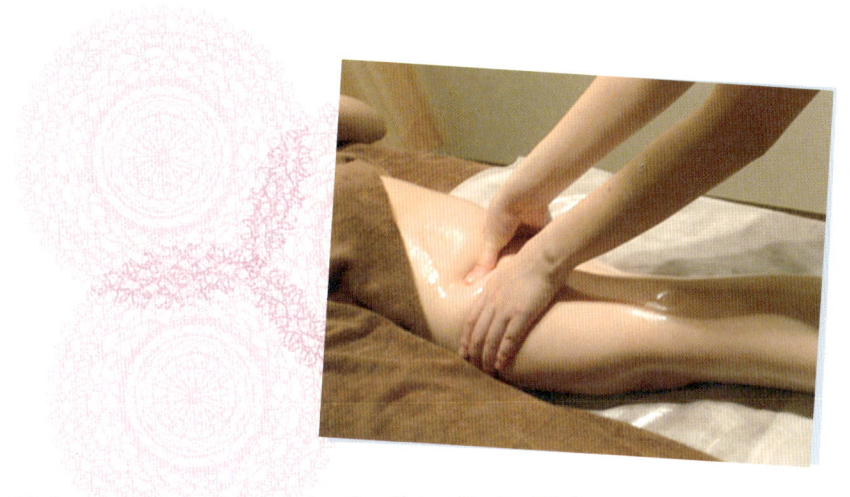

美しいボディラインを手に入れる♪
おすすめ☆ダイエットブレンド

Episode

身体の代謝が落ちてしまい、老廃物がたまりやすく、冷えやむくみでラインが崩れてしまっている方へ。

腎臓を刺激し利尿作用を促進、老廃物を流しながら、たるんだボディラインを引き締めてくれる！そんなアロマブレンドでトリートメントをしませんか？

トリートメントで血行やリンパの流れがよくなり、老廃物や余分な水分も排出されやすくなります。むくみやセルライトの解消にもつながり、代謝が上がり太りにくい体質を作りだします。アロマテラピーはダイエットで頑張っている方へ、いろんな面でサポートしてくれる強い味方です。

Recipe

ジュニパーベリー：腎臓を刺激し、利尿作用を促進
グレープフルーツ：リモネンが血行やリンパ液をスムーズにする
フェンネル：整腸作用、消化促進、体内の毒素を浄化、ケトン類が脂肪燃焼を促す
ブラックペッパー：身体を温め代謝をあげる(ローズマリーでもOK)
サイプレス：たるんだ皮膚などを引き締める

ジュニパーベリー	Junipprus communis	2滴
グレープフルーツ	Citrus paradisi	2滴
フェンネル	Foeniculum vulgare	2滴
ブラックペッパー	Piper nigrum	2滴
サイプレス	Cupressus sempervirens	2滴
ホホバオイル		40～50ml

吉田 昌世さん　healing&beauty marge(マルジュ)　http://canonseitai.web.fc2.com/

アロマと私　JEA直営サロンのモンサンミッシェルでサロン勤務、インストラクター勤務をへて、ゆとり空間サロンmargeを開業しました。
多くのお客様がアロマテラピー、整体を通して、健康で美しく元気に過ごしていただけるよう、お手伝いすることが私の喜びです。

学校　ジャパン・エコール・デ・アロマテラピー(JEA)
クリニカルアロマセラピー

資格　南浦和整体学院認定整体師
日本心理カウンセラー養成学院 心理カウンセラー

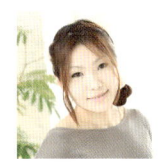

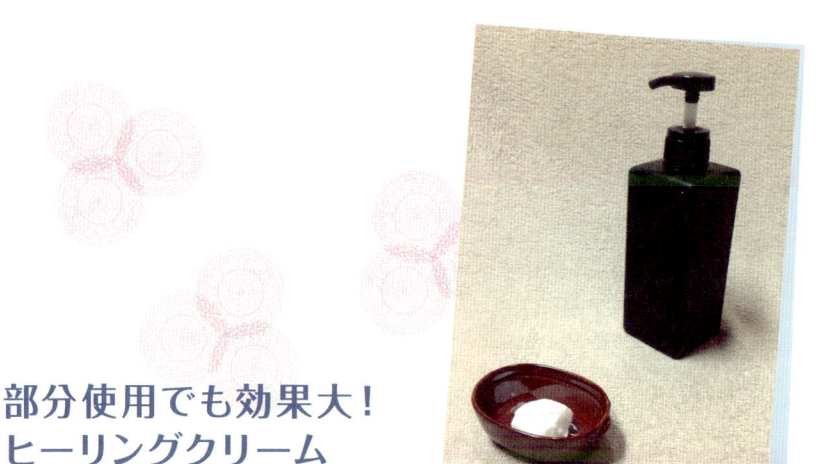

部分使用でも効果大！
ヒーリングクリーム

Episode

手作りのマッサージクリームベースに、お客様の主訴に合わせた精油をブレンドして、サロンでケア、またはホームケアのためにお渡ししています。

【Yさん】
左背面の筋肉の痛み、呼吸のしづらさの訴えがありました。そのため、清涼感のある精油で呼吸促進、筋肉を緩める作用のある精油を使用し、背中と胸に塗布しました。塗った直後から呼吸が楽になり、背中の痛みも軽減したとおっしゃっていました。

【Tさん】
身体がだるく、寝ても寝ても眠いとの訴えがありました。柑橘系の精油でリフレッシュ、自律神経を整える効果のある精油を選び、背中に塗布しました。約2時間後から効果が現れ、その日は疲れ知らず。当日の晩も普段より深く眠れたそうです。

Recipe

精油の配合は5%と高濃度のため、部分的な使用をおすすめします。背中や胸のあたりにすりこむようにして塗ります。軽くマッサージをすると、より効果的です。症状によって使用する精油や精油の配合を変えることもできますし、塗布する部位も変えることができます。例えば、浮腫に対しては、浮腫に効果のあるジュニパーベリー・サイプレスなどを使用し、ふくらはぎに塗布します。いろいろとレシピの応用がきくため、おすすめです。

【Yさん】		
レモン	Citrus limon	4滴
ティートリー	Melaleuca alternifolila	3滴
ユーカリ・ラディアータ	Eucalyptus radiata	3滴
クリームベース		10ml

【Tさん】		
ラヴィンサラ	Cinnamomum camphora CT cineole	3滴
グレープフルーツ	Citrus paradisi	5滴
ローズウッド	Aniba rosaeodora	2滴
クリームベース		10ml

吉岡 千佳さん　リラクゼーション楽種　http://www.raku-dane.com/

アロマと私　京都でリラクゼーションサロンを経営しています。アロマは仕事ではもちろん、プライベートでも気分転換に活用中。

学校　ジャパン・エコール・デ・アロマテラピー(JEA)

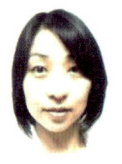

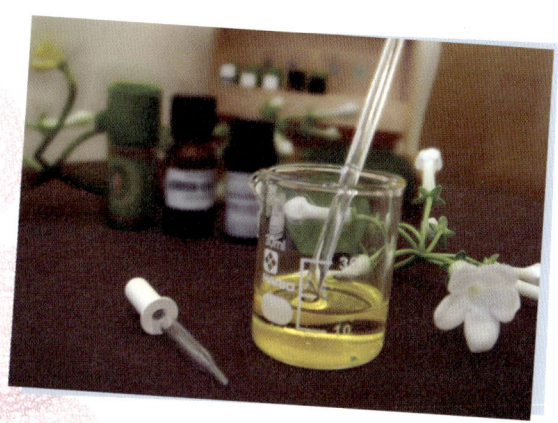

傷ついた自分と現実を受け止め、人生を変えるきっかけとなったレシピ

Episode

長く付き合った彼と別れ、10年頑張ったダンスのオーディションにまた落ちた…。そんな「この数年間の自分を誰かに否定される」ことが立て続けに起きた20代後半の女性のためにブレンドしました。

自分の存在ごと全否定された気持ちになっていた彼女でしたが、アロマテラピーに支えられながら、傷を癒し、受け止め、積み上げたものを手放す勇気を持ちました。

今では勝ち負けにとらわれず、踊ることそのものを楽しんでいます。そして自分が本当に輝ける新しい世界を探そうと1歩踏み出し、アロマテラピーを本格的に学びながら、新しい道を輝く笑顔で堂々と歩いています。

Recipe

ジャスミンは深層の不安・悲しみ・傷を癒し・自分にとっての本当の幸せを見つける手助けをしてくれ、サンダルウッドは自分を否定する気持ちに安らぎを与え、私らしさを大事にすることが幸せへの一番の近道だと教えてくれます。レモンバーベナの凛とした香りが、もう一度背筋を伸ばし、外の世界へ1歩踏み出す勇気をくれます。
本来の自分を取り戻し、自分を大切に感じる心をよみがえらせてくれるブレンドです。胸の中心への塗布、デコルテのマッサージがおすすめです。

ジャスミン	Jasminum grandiflorum	1滴
サンダルウッド(白檀)	Santalum album	2滴
レモンバーベナ	Lippia citriodora	2滴
ホホバオイル		15ml

＊レモンバーベナには皮膚に対する刺激やアレルギー、光毒性などがありますが、このブレンドで使用している精油希釈濃度(0.6%)ではそのような問題は起こりにくいと考えられます。お肌のデリケートな方はレモンバーベナの滴数を1滴に減らすか、芳香浴での使用をおすすめします。

平賀 万里子さん　Aromahealing Lakshmi　http://aromahealing-lakshmi.com/

アロマと私　西洋医学的では治ってもとれなかったケガの痛みが、アロマテラピーのホリスティックケアですっかりなくなったことに感動し、会社員をしながらIFPAの資格を取得。「女性が健康で美しく、幸せである」ためのプライベートサロンを開業して10年目を迎えます。

学校　MHスクール・オブ・ホリスティック・スタディーズ

資格　国際資格IFPA認定アロマセラピスト
　　　　米国IIR認定リフレクソロジスト

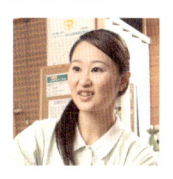

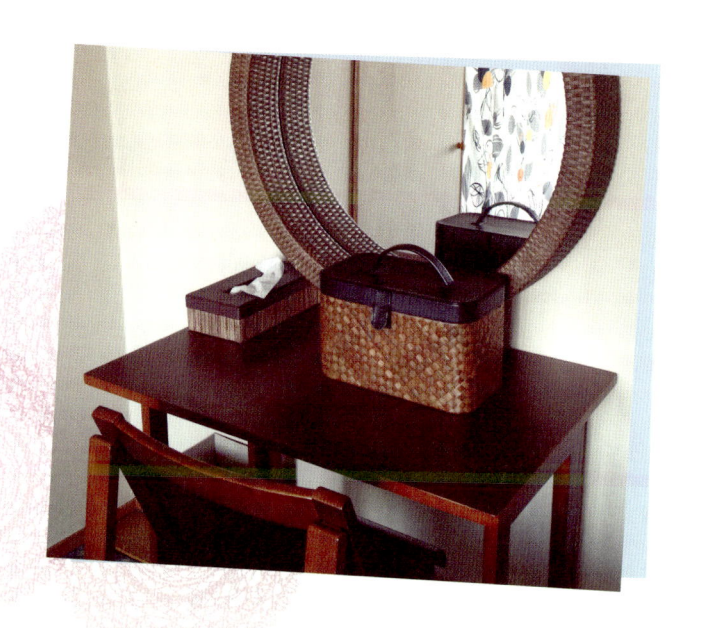

深い眠りで産後の疲労を回復

Episode

3人の子育て真っ最中の30代女性が、子育ての睡眠不足、家事などでお疲れのからだをリフレッシュ目的に来てくださったときのレシピです。

トリートメント中はお話していたかと思うと、すぐに眠りにはいられました。トリートメント終了後の感想では、心身共にリフレッシュでき、お子さんが生まれてからこんなに熟睡できたのは初めてと喜んでいただきました。

Recipe

作り方は材料を混ぜるだけです。
グレープシードオイルとスイートアーモンドオイルを混ぜることでベタつかないでしっとりとした感じが残ります。

ラベンダー	*Lavandula angustifolia*	4滴
ローズマリー	*Rosmarinus officinalis*	2滴
グレープフルーツ	*Citrus paradisi*	4滴
ユーカリレモン	*Eucalyptus citriodora*	2滴
グレープシードオイル		10ml
スイートアーモンドオイル		20ml

和田 玲子さん 　アロマテラピースペース　http://on-aroma.jugem.jp/

アロマと私 私は幼少期、肌が弱くアトピー性皮膚炎もあり、ステロイド剤を持ち歩いてました。治療法を探して民間療法を試した結果、人はストレスから離れてリラックス状態にあるときが最も健康であり外見も美しいということを身をもって体験しました。そして多くの人々にも心とからだを癒し、自分本来の美しさを発揮してイキイキと暮らしてほしいとの願いから、アロマテラピーに携わるようになりました。

学校 ジャパン・エコール・デ・アロマテラピー(JEA)
資格 AEAJ認定アロマテラピーインストラクター

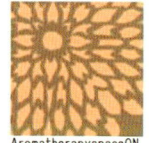

AromatherapyspaceON

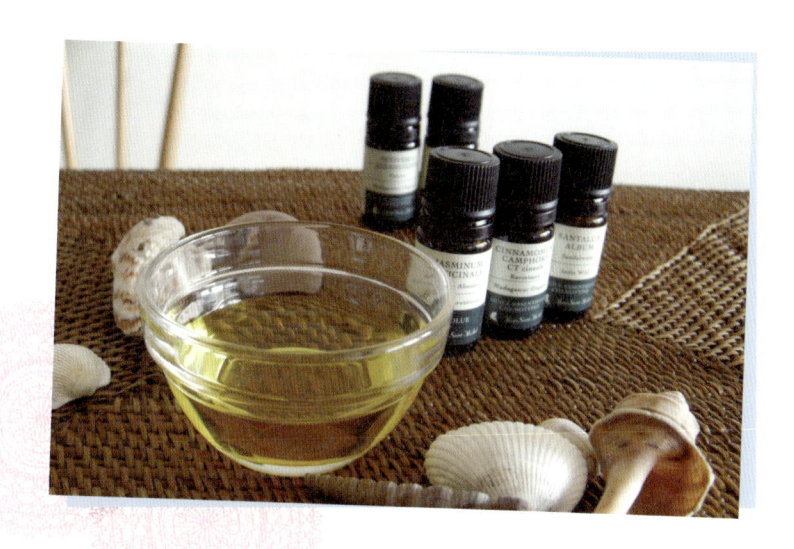

自宅で南国リゾート気分になるヒーリングオイル

Episode

毎日仕事が忙しく、旅行が好きなのになかなか休みが取れない…、とお疲れ気味の友人にトリートメントすることに。

その友人に「南国リゾート気分になれる少しゴージャスなマッサージオイルを作って！」とリクエストされ、バリなど南の島の、海の見えるようなサロンをイメージしてブレンドしました。
トリートメント中はぐっすり。施術後、ブレンドをほめてもらえ、追加でブレンドオイルを作って家でのスペシャルケアに使ってもらっています。

私もおこぼれを使って、休日の前にフェイシャルからデコルテにかけてマッサージをして、プチ旅行気分を味わっています。

Recipe

キャリアオイルにローズヒップオイルを少し入れることで、香りもいっそう華やかになり、美肌効果もアップ！
ジャスミンをイランイランに換えても南国リゾート感は失われず、多少安価で作れるブレンドになります。

ジャスミン	*Jasminum officinale*	1滴
サンダルウッド(白檀)	*Santalum album*	2滴
ベルガモット	*Citrus bergamia*	2滴
ラヴィンサラ	*Cinnamomum camphora CT cineole*	2滴
レモン	*Citrus limon*	2滴
ベチバー	*Vetiveria zizanoides*	1滴

ホホバオイル40ml＋ローズヒップオイル10ml(1%濃度)

田中 芙未恵さん　アロマテラピーサロン・モンサンミッシェル 千里大丸店　http://www.montsaintmichel.jp/

アロマと私　雑誌編集の仕事で最悪に不健康な生活を送っていたころ、取材で行ったアロマショップで癒しの香りとの衝撃的な出合いをしました。そこから華麗に？転職、アロマテラピーサロン・モンサンミッシェルで香りと人のカラダに向き合う毎日です。

学校　キャラ アロマテラピースクール(CaRA)
ジャパン・エコール・デ・アロマテラピー(JEA)

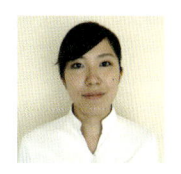

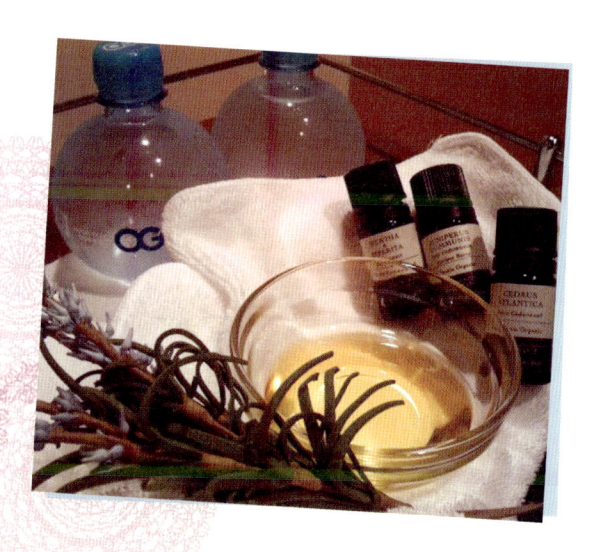

筋肉疲労解消ブレンド

Episode

ホテル内のジムやプールを利用されたお客様の筋肉疲労を緩和できるマッサージオイルということで考案しました。

ホホバオイルか、夏にはひんやりとしたジェルベースにブレンドして使います。スッキリと清涼感があり、筋肉を緩めて、疲労物質の分解・排出を促してくれるブレンドです。強く揉みほぐさず、やさしくリンパの流れに合わせてマッサージして浸透させましょう。

Recipe

ペパーミントは筋肉の痛みを緩和させ、ユーカリは固くなった筋肉を弛緩させる働きがあります。ジュニパーベリーは乳酸などの疲労物質を取り除いて体外に排出させてくれます。

ペパーミント	*Mentha piperita*	3滴
ユーカリ	*Eucalyptus globulus*	3滴
ジュニパーベリー	*Juniperus communis*	2滴
ホホバオイル		20ml
または、ジェルベース		

河内 佳世子さん
スイスホテル南海大阪 ピュロベルスパ&スポーツ　http://www.swissotel-osaka.co.jp/purovel/index.html

アロマと私　アロマトリートメントを受けるのが好きでしたが、する側になるのもいいかも?と転職。現在、スイスホテル南海大阪内ピュロベルスパ&スポーツ内に勤務。

学校　ジャパン・エコール・デ・アロマテラピー(JEA)

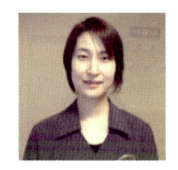

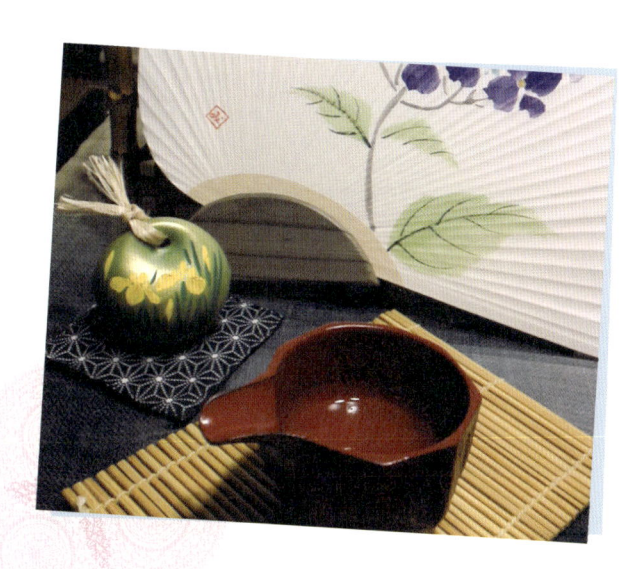

和精油ブレンドのトリートメントオイル

Episode

日本生まれの精油に会いたくて飛騨高山オークヴィレッジへ。

木漏れ日の中、木々の息吹を感じながら森林浴の醍醐味を満喫して、精油製造工程を見学。5kgの原材料から水蒸気蒸留法で抽出できる精油はわずか5ml。その尊い生命力が凝縮されたエッセンスに感動し国産精油の恩恵に感謝！！

森の中で清々しく柔らかい香りに包みこまれる心地よさは、まるで森の精霊に迎えられているようです。

マイナスイオンたっぷりのリラクゼーションの再現と馴染み深い柚子の香りをブレンドしたメニューは好評をいただいています。

Recipe

ベースオイルは「ライスキャリアオイル」を使用。お酒を醸造する杜氏の手がきめ細かく美しいのは、お米と関係があるといわれるように、このオイルは皮膚を柔らかくするオレイン酸、保湿効果でシワを防ぎ、老化防止作用のあるリノール酸、ビタミンEなどの有効成分が豊富に含まれています。

ヒノキ(木)	*Chamaecyparis obutusa*	1滴
ヒノキ(葉)	*Chamaecyparis obutusa*	1滴
姫小松(枝葉)	*Pinus parviflora*	2滴
柚子	*Citrus junos*	2滴
ライスキャリアオイル		30ml

吉仲 裕美さん　はんな凛　http://www.hannarin-kyoto.com/

アロマと私　幸せな気持ちになるアロマの魅力にひかれたのは数年前。芳香浴で心癒され元気をもらった頃でした。仕事は司会業と、まったく別の世界ですが、アロマの奥深さを知れば知るほどライフワークとして多くの人を笑顔にしたいとサロンを開きました。

学　校　ジャパン・エコール・デ・アロマテラピー(JEA)

資　格　AEAJ認定アロマテラピーアドバイザー

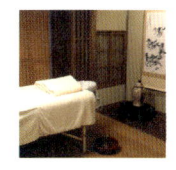

ココロと身体を繋げる
クレイ湿布

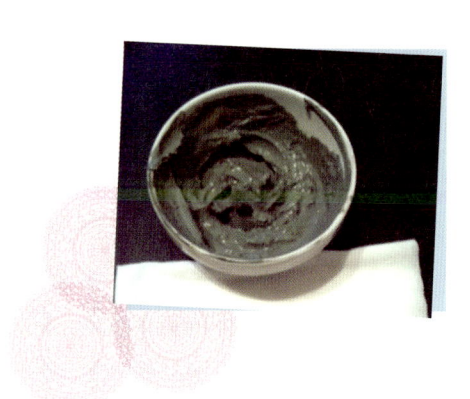

Episode

クレイやアロマは単なる美容のためだけにあるのではありません。植物や大地の自然エネルギーで人間は癒され、その恩恵を受けています。私はアロマやクレイを使って施術をしたり、クラフトを作ったり、日常の生活の中に取り入れたりして、何気ないことから気づきを得られるという経験をしました。施術を受けた方からも、私と同じような経験をされ、感想をいただくようになり、より実感できるようになりました。

人は自然と向き合うことで、自分自身を取り戻せたり、大きな病気からもたくさんの気づきを得られます。とくに、アロマとクレイを使ったトリートメントを受けることで日頃の疲れがとれて、免疫が高まり、徐々に元気を取り戻していくことで得られる爽快感。自分をいたわること、大切にすることから蘇ってくる大いなるものへの感謝の気持ちが自然に湧いてきます。

フルボディトリートメントの際、クライアントに合った精油の調合をしますが、首にはクレイペーストを湿布のように置きます。首の不調は、頭痛・眼精疲労・肩こり・腕のしびれなど、さまざまな症状を引き起こしてしまうので、各部位のトリートメントも必要ですが、首にクレイ湿布をすることで、それらの症状が緩和してくれることがわかりました。

また、首の筋肉の緊張は、言いたいことが言えない、飲み込んでしまうという、心理面への影響もあるため、首がすっきりすることで、心と体が繋がった感じがあり、魂がリセットされた気がするのです。人は、ボディ・マインド・スピリットが統合された時、初めてその人本来の自分が発揮できるように思います。

Recipe

①グリーンクレイ、またはピンククレイを容器に入れ、水を加える。数分間そのままにしてなじませる。②①をペースト状になるまで混ぜる(目安はマヨネーズ状になるまで混ぜるが、水分が多いと思ったらクレイを少量ずつ足す)。③マヨネーズ状になったらホホバオイルを入れて、さらによく混ぜる。④クレイシートにペースト状になったクレイをのせ3cm×5cmくらいの大きさに広げ、クレイシートで包む。⑤フルボディトリートメントの際、伏臥位のときはクレイ湿布を首の上にのせ、仰臥位の時は首の下に入れて施術をする。

ホホバオイル	小さじ1/2
水	大さじ2
グリーンクレイまたは、ピンククレイ	大さじ6
クレイシート(専用シートがないときは、不織布やガーゼで代用)	

川口 雅代さん　アロマセラピールーム amur shanti

アロマと私　病院や訪問看護などの看護師業務の後、7年前に大腸がんで開腹手術を受けました。自宅療養期間中、アロマの施術を受け、その心地よさに驚き、患者さんに受けてもらいたいと思いアロマスクールに。その後、産婦人科クリニックや総合病院アロマルーム内で患者様へアロマの施術をし、心療内科では、アロマの講師を務めました。自宅サロンでは、アロマとクレイを使った施術をおこなっています。

学校　ジャパン・エコール・デ・アロマテラピー(JEA)

資格　看護師
JAA認定アロマセラピスト
ICA認定クレイセラピスト

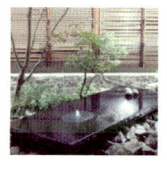

妊婦さん大満足♪
アロマブレンド

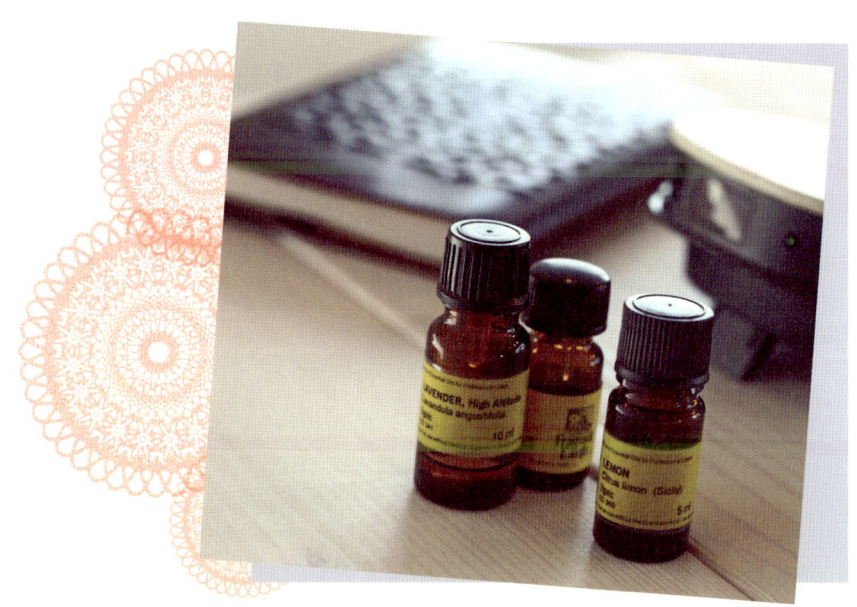

妊娠中の不眠に…
親子で朝までぐっすり!

Episode

妊婦中、不眠だった時にディフューザーで部屋を香らせました。

大きなおなかや妊娠による動悸でなかなか寝つけなかったり、夜中に目が覚めてしまうことがあったのですが、これを使ったら朝まで熟睡できるようになりました。

さらにうれしかったのは、当時2歳だった長女の「怒ったような寝言」がなくなったこと。親子で朝まで熟睡できるようになりました。

Recipe

下記の精油を各1〜2滴ずつコットンに垂らし、ディフューザーにセット。就寝時の部屋に香らせる。

イランイラン	*Cananga odorata*
ジャスミン	*Jasminum officinale*
サンダルウッド(白檀)	*Santalum album*

川島 志津子さん　フレグラントアースワールド株式会社　http://fragrantearth.jp/

アロマと私　アラサー2児の母。仕事に子育てに家事(とくに掃除)をちゃんとしないと気がすまない性格。ストレス対策として、定期的にアロマに救われています。2人目を出産してから、とくにアロマのパワーを心身ともに実感中。

学校　フレグラントスタディーズ・ジャパン(FSJ)

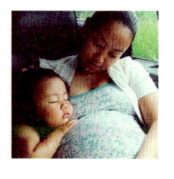

妊婦さん大満足♪アロマブレンド

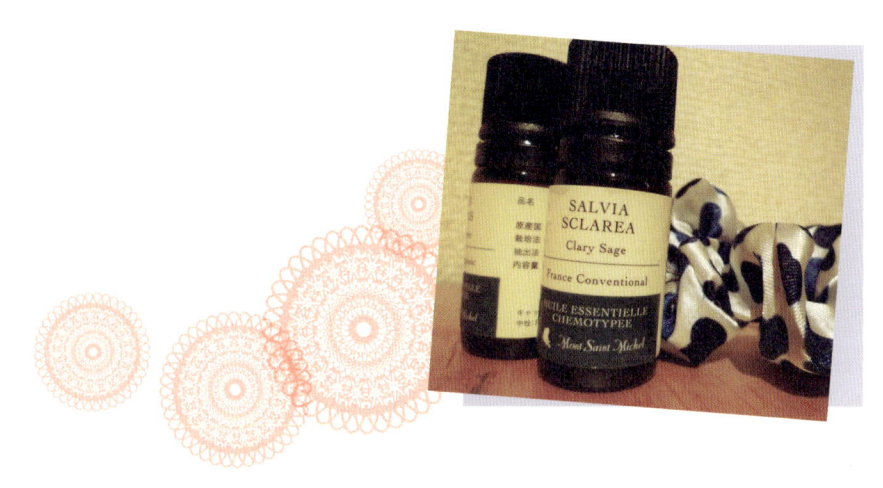

陣痛を和らげてくれたクラリセージ

Episode

JEAでアロマオイルの成分などについて詳しく勉強していた時、クラリセージについて学ぶ日がありました。クラリセージの成分には、分娩を促進する助けをする働きがあり、さらに、陣痛の痛みを和らげてくれる働きがあることを知り、出産する時にはクラリセージを嗅ぎながら出産しようと決めていました。

出産当日、実際に陣痛が来始め、まだそんなに激しい痛みではない時点で髪をくくるシュシュにクラリセージを3、4滴垂らし手首にはめ、病院に向かいました。1人目の時は、痛みの間隔が短くなるにつれて痛みも徐々に増してきたのですが、シュシュにつけたクラリセージの香りを嗅ぎながらだったのか、この時はそんなに強い痛みを感じずにスムーズに出産することができました。

香りを嗅ぐことでリラックスでき、痛みに対する不安も緩和できました。分娩時に精油を取り入れている産婦人科も多くあると聞き、自然の力をもっとたくさんの方々に味わっていただきたいと思います。

Recipe

シュシュに精油を垂らす。クラリセージのみで実際は十分ですが、妊娠中貧血で倒れた時に嗅ぐと落ち着いたグレープフルーツも少しブレンドしてもよいと思います。

クラリセージ	*Salvia sclarea*	3〜4滴
グレープフルーツ	*Citrus paradisi*	1〜2滴
シュシュ(ヘアゴム)		

大國 梓さん　アロマボディ&フェイシャル salon abricot http://ameblo.jp/salon-abricot/

アロマと私　2人目を妊娠中にJEAに通い始め、スタッフや講師の皆さんに助けていただきながらセラピストの資格を取得することができました。2児の母として育児をしながら子供と共に私自身も、人として、セラピストとして成長していきたいです。

学校　ジャパン・エコール・デ・アロマテラピー(JEA)

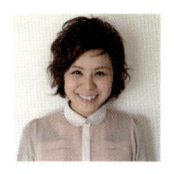

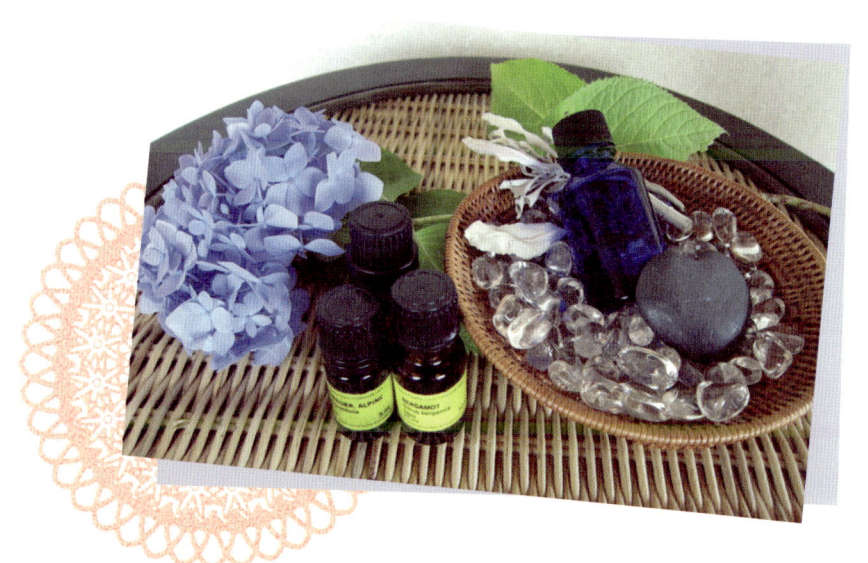

初産の方へのサポートに役立つ陣痛アロマケア

Episode

埼玉の川越の病院で産前、産後、陣痛ケアを10年近くおこなっています。産後のアロマケアはとても好評です。

8年前から助産師さん達のサポートとして、陣痛アロマケアもしています。促進ブレンドと、緊張する方が多いとのことでリラックスブレンドの2種でアロマケアをおこなっています。

初産・微弱陣痛の方々は、精神的な不安や焦りからか体の緊張、陣痛の痛みがとても激しく感じることが多いです。そんな方々のためのブレンドです。

Recipe

精神的な不安や焦り、身体全体に過度な緊張がある方むけに、ラベンダー、ローマンカモミールで鎮静し、痛みから解放し、サンダルウッドで神経系を鎮め、スイートオレンジで安心感を与えるブレンドを考えました。
(精油希釈濃度：2%)

ラベンダー	Lavandula angustifolia	3滴
ローマンカモミール	Anthemis nobilis	2滴
スイートオレンジ	Citrus sinensis	4滴
サンダルウッド(白檀)	Santalum album	3滴
セサミオイル		30ml

高橋 なおみさん　屋久島ゆるり　http://www.yakushima-yururi.com/

アロマと私　イギリス滞在中、自分自身が体調不良の時、精油ラベンダーの香りと出合い、リチャージ感を味わいました。それ以後、イギリスで資格を習得して、日本で地道な活動を続けています。

学校　The Institute of Traditional Herbal Medicine and Aromatherapy

資格　国際資格IFPA認定アロマセラピスト
ラ・ストーンセラピー インストラクター

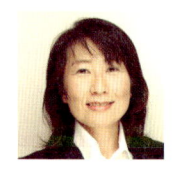

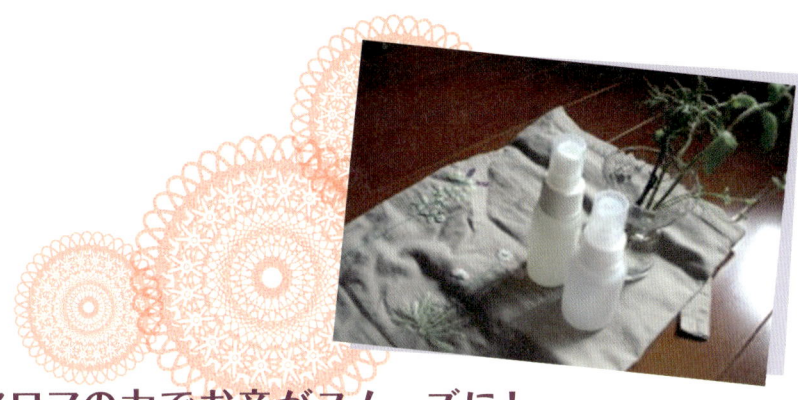

アロマの力でお産がスムーズに！

Episode

お友達が40歳で初産。
病院の許可をとって、陣痛待ちで病室で待機している時に、腰や背中・足のマッサージの時に使ったブレンドと、産後の大変な時期に気分をリフレッシュするために作ったスプレーのブレンドです。

断続的に陣痛が襲ってくるので、その時はマッサージはできず、その合間にした足裏のマッサージはとっても感謝されました。骨盤が開くときの痛みは軽く両方の腸骨稜に触れて、同じペースで開くように誘導すると助けになるみたいですよ。

友人の感想→アロマのおかげで経産婦並みとほめられました。

Recipe

【出産時】
ホホバオイルに精油を加えてよく混ぜます。
病室でこぼさないように、プッシュ式の容器に入れて持って行きました。カフェエプロンをして、必要な物がすぐに取り出せたりしまっておけるように配慮しました。

ゼラニウム	Pelagonium graveolens	3滴
フェンネル	Foeniculum vulgare	3滴
クラリセージ	Salvia sclarea	4滴
ホホバオイル		20ml

【出産後】
スプレー容器に無水エタノールを入れた後に精油を入れ、よく混ぜ、精製水を加えてさらに混ぜれば完成。使いやすいスプレーにして、出産後に使ってもらえるようにしました。

フランキンセンス(乳香)	Boswellia carterii	5滴
ラベンダー	Lavandula officinalis	5滴
ネロリ	Citrus aurantium v. amara	4滴
無水エタノール		5ml
精製水		45ml

金 さだこさん　アロマプラス　http://aromaplus.net/

アロマと私	銀行・アパレルの会社員生活を10年ほど送る。その間アロマテラピースクールセリストでアロマテラピーを学び、1997年、飯田橋にアロマプラスをオープン。その後、クレニオセイクラル、操体法、リンパドレナージを学び、施術に取り入れる。2011年11月、ロルファーに認定。トータルで体を見るメソッドに信服し、ロルフィングの名前を広めていきたいと活動をしている最中です。趣味はボディーワークの勉強。生活を楽しみながら好きなことを仕事にしています。
学校	ジャパン・エコール・デ・アロマテラピー(JEA)アロマテラピースクール セリスト　米国ロルフ研究所
資格	ボッダーアカデミー認定MLDセラピー1セラピストAEAJ認定アロマセラピスト　公認ロルファー

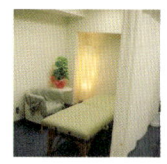

135

マタニティママのための
ビューティケア

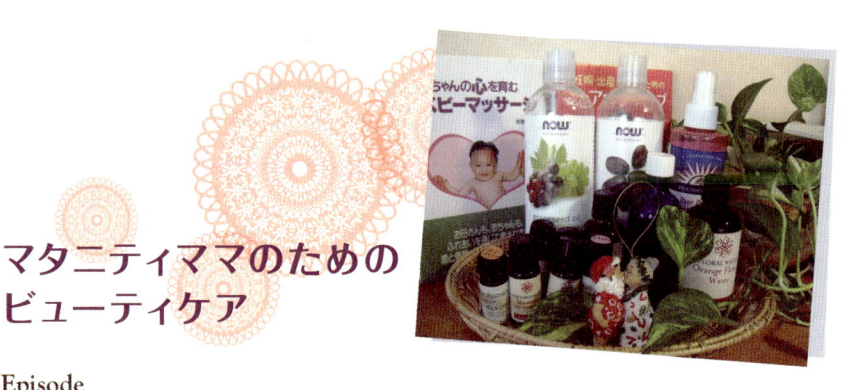

Episode

現在、私自身が妊娠中(9カ月)で、妊娠中の身体のケアにアロマの精油とベースオイルを使用しています。

とくに、今回の妊娠ではちょうどお腹の大きくなる頃が春先の乾燥しやすい季節のため、肌のかゆみに悩まされました。身体の部位によって、少しずつ使用するベースオイルや精油ブレンドを変えながら、入浴後に時間をかけてお腹のベビーとコミュニケーションをとりながら身体のケアをしてきました。

産後は、自分の身体に時間をかけることはおろか、ゆっくり湯船につかることもままならなくなるので、今しかない貴重な時間を堪能しています。

おかげで、2人目の今回も妊娠線の兆候や妊娠中のマイナートラブルもほとんどなく、夜もぐっすり眠れ、快適なマタニティライフを送っています。

【お腹用・妊娠線予防&かゆみ止めオイル】
超乾燥肌の私には、なじみのよいホホバオイルを中心に少し重めのオイルを足すのが一番合っていました。妊婦にも安心で肌の再生促進とかゆみ軽減の作用を持つ精油を。湿疹ができた時にはヒドロラーテとミツロウ軟膏を併用。

【足用・むくみ予防オイル】
ベースは軽めで伸びのよいグレープシードオイルが大きなお腹でも使いやすく、精油はむくみや静脈瘤の予防を目的に選びました。

【頭皮用】
妊娠中や産後の授乳期には抜け毛や髪のパサつきに悩まされます。頭皮に栄養を与えるブレンドオイルをブロー前に頭皮と髪にすりこんでおくと翌日は髪がしっとりとまとまります。

Recipe

【お腹用・妊娠線予防&かゆみ止めオイル】

ローマンカモミール	Chamaemelum nobile	1滴
ラベンダー	Lavandula angustifolia	2滴
マンダリン	Citrus reticulata	2滴
ホホバオイル25ml、小麦胚芽オイル5ml		

【足用・むくみ予防オイル】

サイプレス	Cupressus sempervirens	2滴
ゼラニウム	Prlagonium graveolens	2滴
レモン	Citrus limon	2滴
グレープシードオイル		30ml

【頭皮用】

ローズマリー	Rosmarinus officinalis	2滴
イランイラン	Cananga odorata	1滴
アプリコットオイル		20ml

※濃度はすべて0.5〜1%。
妊娠5ヶ月までヘアケア以外はベースオイルのみ。

堀 恵子さん　おうちで楽だね　http://www.shop-raku.com/

アロマと私　趣味のアロマへの知識をもっと深めたくて、軽い気持ちで通い始めたスクールで、その魅力にどっぷりハマり、気がつけば国際資格をとり、アロマを仕事にするまでに至っていました。現在はサロンの仕事と主婦・子育てを両立しながらネットで生活に取り入れるアロマの紹介などもおこなっています。

学校　ジャパン・エコール・デ・アロマテラピー(JEA)
資格　国際資格IFPA認定アロマセラピスト

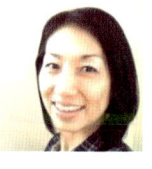

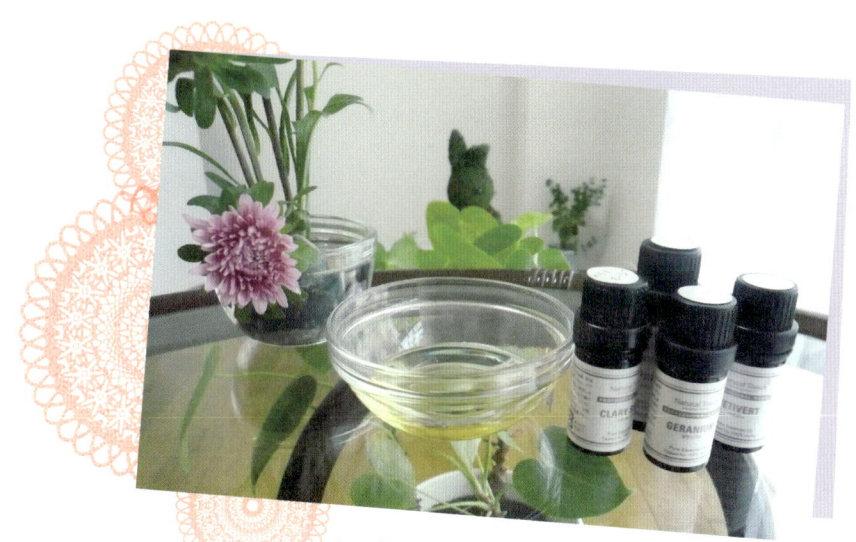

週2回のトリートメントで
むくみのつらさも解消

Episode

むくみでカチカチになった脚でいらっしゃった妊娠9カ月の妊婦さん。

ご本人は肩こり・背面痛もあるけれど、とにかく足首がガチガチで足が重いのを何とかしたいとのことでしたので、太腿から足裏にかけてを主にトリートメントしました。

パン！と張った脚はさぞやつらかったろうと…。毎回お帰りの際には「足が軽くなった」とニコニコ。ただすぐにまた張ってくるので、週2回ペースが一番楽だと、出産ギリギリまで通われました。

Recipe

太腿から足裏にかけてゆっくりやさしくトリートメント。張りがひどいときにはネロリをゼラニウム(*Pelargonnium graveolens*)に替えることもありましたが、ご本人はネロリの方が落ち着くとのことで、ほとんどの場合、下記のレシピでした。

グレープフルーツ	*Citrus paradisi*	1滴
ネロリ	*Citrus aurantium var. amara*	1滴
ホホバオイル		5ml
スイートアーモンドオイル		5ml

友清 浩子さん　ヒーリングサロン パドマ　http://team-relax.main.jp/

アロマと私　元々リフレクソロジストとして活動中に改めてアロマの奥深さを実感し、勉強を始めました。サロンでは、その時に好きな香りが今、体が必要とする精油だと考えています。リフレとアロマ、双方の利点を生かして1人でも多くの方が健やかな心と体を維持するお手伝いができればと思っています。

学 校　ジャパン・エコール・デ・アロマテラピー(JEA)
日本リフレクソロジスト養成学院

資 格　JHRSプロライセンス
リフレクソロジスト実技士

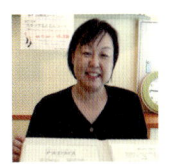

スパ案内

ロイヤルオークスパ

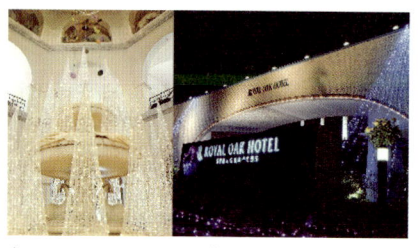

17世紀、清教徒たちとの戦いに敗れた英国チャールズ2世が生気を回復したのは、ボズコベルの森のオークの木の下。やがて、彼が再び王冠を手にしたとき、その癒しの木に敬意を込め名づけたロイヤルオークの名をホテル名にし「ロイヤルオークホテル　スパ＆ガーデンズ」は、2006年のリニューアルで花々が咲きハーブが香る7つのガーデンとスパを導入し、植物のエナジーでリラクゼーション＆リフレッシュできるホテルとなりました。

ロイヤルオークスパでは、植物のエナジーと人の手の温もりを基本とした西洋の芳香療法、東西の自然療法、地元の伊吹山に生息する植物や薬草等を取り入れたトリートメントを受けることができます。

スパメニューは、フランスの医療機関でも使用されている高品質の天然成分100％のアロマエッセンシャルオイルをお客様一人一人の体調や気分で選びブレンドするアロマテラピーを始め、古代中国から伝わる木（肝）・火（心）・土（脾）・金（肺）・水（腎）の五行論に基づく体質別漢方オイルでトリートメントをおこなう羅漢和フィトセラピーなどロイヤルオークスパならではの、メニューを取り揃えています。

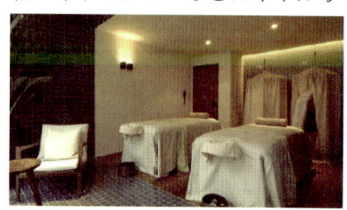

母なる湖・琵琶湖のほとりに位置するロイヤルオークスパ。自然のエネルギーを植物と手の温もりを感じ、本来の自分の出会う時間を過ごしていただけます。

●お勧めメニュー

オーガニックアロマコンビネーション　110分／19,600円
（フットバス→アロマボディトリートメント→アロマフェイシャル）
羅漢和コンビネーション　110分／19,600円
（ハーブテント→羅漢和ボディトリートメント、ハーブボール）

【ロイヤルオークスパ】

〒520-2143
滋賀県大津市萱野浦23-1
ロイヤルオークホテル　スパ＆ガーデンズ
（JR石山駅下車タクシー 10分）
Tel. 077-543-9111
営業時間：10:00 〜 22:00（最終受付 21:00）
http://www.royaloakhotel.co.jp/

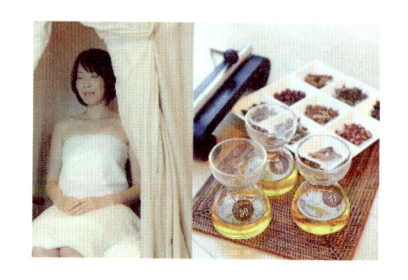

スパ案内

THE ISLAND SPA　ゆるりあ

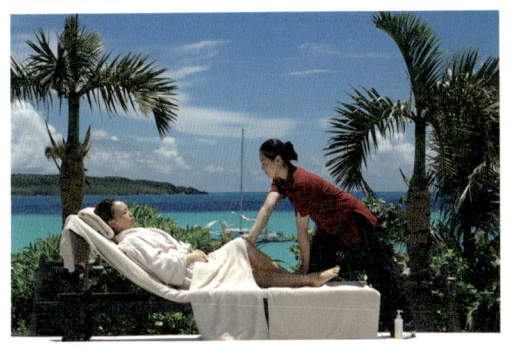

　南へ……ひとびとの熱い信仰心に守られてきた神の島、宮古島。
　ここは澄み切った海、大自然が魅力の東洋一美しいと言われている珊瑚の島。
　そんな素敵な、真っ白な前浜ビーチ前にあるのが東急リゾートホテルです。
　その中にある THE ISLAND SPA ゆるりあは、日常のすべてから解き放たれた場所を提供してくれるスパです。
　宮古島の自然素材を使用したトリートメント、琉球アロマは月桃をはじめ沖縄の薬草を浸け、抽出油をベースに35種類の精油からお客様に合わせたブレンドをおこないトリートメントします。
　フェイシャルも宮古島に生息しているハーブを使った化粧品で（ピデンスピローサ）、消炎効果、鎮静効果、保湿効果が高くお肌のトラブルを改善するといわれている貴重な薬草を用いたトリートメントです。
　その他、磁場の高いエネルギーをもった宮古島のスピリチュアルメニューなども用意しています。
　SPAゆるりあでは……ここでしか味わえない心と身体を満たしてくれる究極のリラクゼーションを味わうことができます。

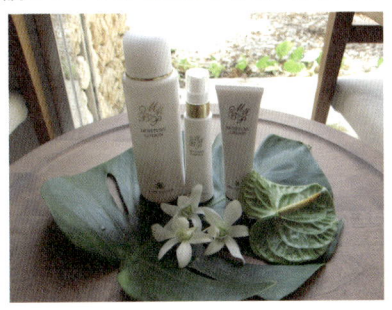

●お勧めメニュー
琉球アロマテラピー　70分／13,900円
琉球月桃フェイシャル　70分／13,900円

【THE ISLAND SPA　ゆるりあ】
〒906-0305
沖縄県宮古島市下地字与那覇914番地
宮古島東急リゾートBI
Tel. 0980-76-2109
営業時間：10:00～23:00
http://www.miyakojima-r.tokyuhotels.co.jp/

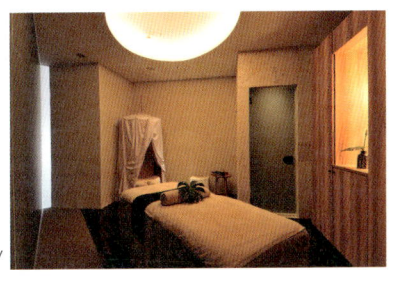

イギリスの自然療法事情

王室から勲章を授与されたセラピスト
キース・リチャード・ハント
The Royal Free Hospital Hampstead Trust
ロイヤルフリーホスピタル・ハムステッドトラスト　補完療法コーディネーター

　私は20年前にこの病院で施術を始めました。初年には年間60回だった施術件数が、今では補完療法チームとしてすべての病棟で年間2万千回を越えるようになりました。

　その中に今でも忘れられない患者さんがいます。その子は嚢胞性繊維症を患っていた13歳の少年で、自分の命がもう残り少ないことも知っていました。彼は一日24時間、痛みに耐えていたにもかかわらず、いつもユーモアを失わない子でした。この少年が毎日楽しみにしていたのが、アロマトリートメントでした。

　一年間続けるうちに、私も彼の家族のようになっていました。私が施術していると、「腕をやってもらっていないよ」「脚はまだだよ」といたずらっぽい笑顔を浮かべて言うのです。もちろん、そうでないことは私も彼も知っていましたが（笑）。苦しさの中でもユーモアを忘れず、まわりを明るく照らしてくれた彼が亡くなる日の朝の最後のトリートメントはとても心を打つものでした。

　いままで、何千人もの患者さんにトリー

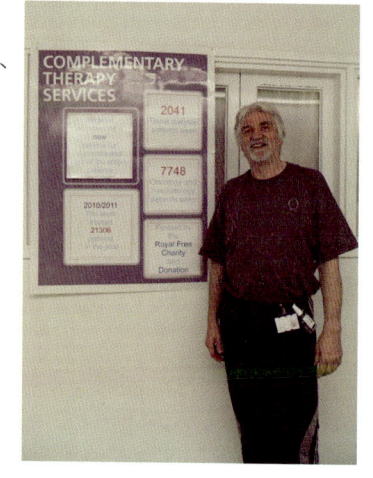

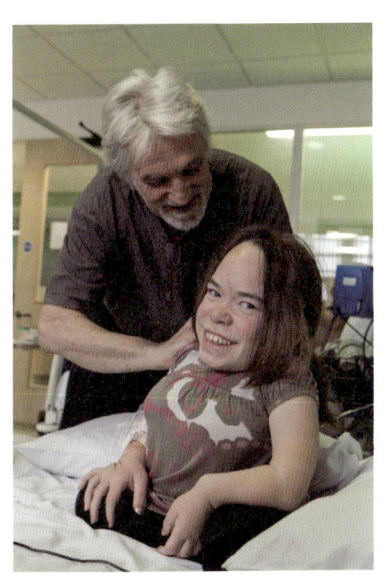

トメントをしてきましたが、この男の子のことは決して忘れることはないでしょう。

セラピストだからできること

　病気の治療に必死な時、人間としての患者さんが置き去りにされることがあります。そんなときに、メディカルスタッフではないセラピストだからこそできることがあります。病気でやせ衰えてしまって傷ついたボディーイメージもトリートメントを受けることで癒されます。

　また、身寄りのない高齢者は、お見舞いに来る人もいない。そんなときに、私たちセラピストが「お見舞い」に訪れ、しかも気持ちの良いトリートメントをしてもらえる。それはとっておきの楽しみなのです。私たちだからこそ患者さんに提供できるのがトリートメント（治療）ではなく、トリート（喜び・楽しみ）なのです。

　日本のアロマセラピストの皆さんも、いつも笑顔を絶やさず患者さんに接してください。患者さんの一日を明るいものにしてあげられるのがセラピストなのですから。

　患者さんの喜びが私の感動であり、喜びなのです。これはお金で買えないすばらしい体験だと思っています。毎週500人前後の方をトリートメントするため、ひとりずつにブレンドをする時間はありませんので、既製のマッサージオイルを使用しています。

●キースさんお気に入りブレンド
Natural by Nature 社のブレンドオイル　トランキリティ（平穏）
精油：アトラスシダー、ゼラニウム、ラベンダー
基材：アーモンドオイル、胚芽オイル、ホホバオイル、ローズヒップ、
　　　アロエベラ
濃度：1％

病気で弱っている方に使う香りは、ほんのりした優しい香りでなければなりません。なぜなら、一度マッサージを受けたら、その日一日、ずっとその方はその香りを嗅ぐことになるからです。このブレンドはそういう意味でもとてもよいブレンドで、気に入っています。

（＊キースさんは 2012 年秋、そのセラピストとしての社会貢献に対し、イギリス王室より勲章（MBE）を授与されました。）

> ロイヤルフリーホスピタル　The Royal Free Hospital
> Pond Street, London, NW3 2QG UK
> Tel: 020 7794 0500

注目される新世代のナチュラルフードショップ
ジェフ・マーチン（Jeff Martin）
アズ・ネイチャー・インテンデッド経営責任者

私はオーストラリア出身で、自然食品業界で 16 年間働いてきました。この「アズ・ネイチャー・インテンデッド」の経営は 4 年前からです。私は栄養士と植物療法士の資格を持っています。アロマテラピーの勉強もいろいろしましたよ。この分野で最近注目を集めているのが、ナチュラルスキンケアの分野です。口から入れるものに気を使うのは当然ですが、皮膚に使用するものにも身体に悪い添加物、たとえば石油系添加物や界面活性剤などが入っていない基礎化粧品を求める消費者が増えています。

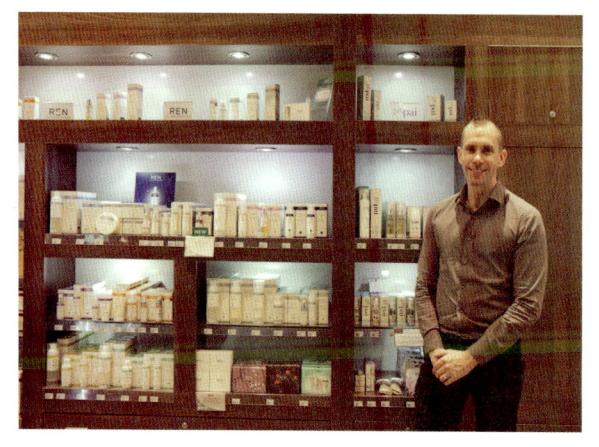

また、食品のほうでは、一時下火になっていた野菜も最近盛り返

してきました。野菜といっても、たんなる食品としてではなく、身体に良い効果がある食品が求められています。スーパーフード（高機能食品）ですね。また、サプリメント、たとえば、マルチビタミンや必須脂肪酸を含む肝油や亜麻仁オイルなどを買っていくお客様も増えています。多くのお客様は、サプリメントを使うのは初めてという方々ですので、私たちはその方々に正しくサプリメントを利用していただけるように、店内には栄養士２人、医師が１人がいて、お客様に適切なサプリをお求めいただけるようアドバイスをさせていただいています。

　今この店で一番人気があるのが、スーパーフード、プロバイオティックス（善玉菌やそれらを含む発酵食品などのこと）やココナッツ製品です。ココナッツウォーターは超人気。最近ココナッツアイスクリームやココナッツヨーグルトも発売されています。

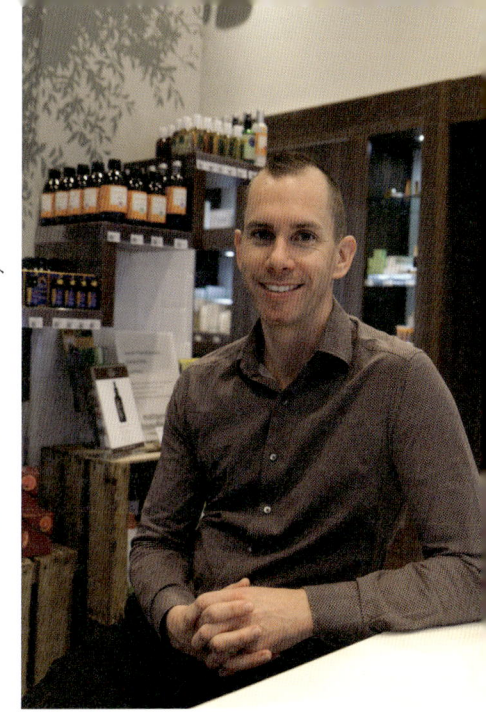

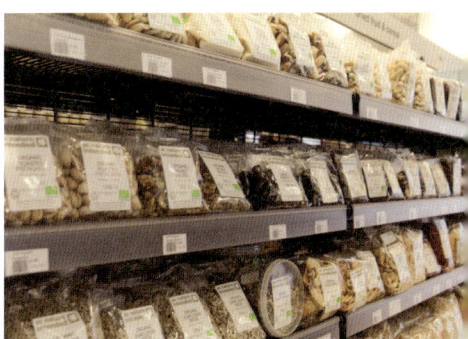

広がる安全・健康志向

　お店にはさまざまなタイプのお客様が来られますが、最近は自分の健康に気を遣う若いエリート層も増えています。昔は自然食品や自然療法、アロマテラピーというと、一部のオルタナティヴカルチャーというか、都会的な生き方を否定するような人々にしかアピールしないところがありましたが、今は、幅広い層の方々にも利用されています。都会にいながら自然にそういうものを生活に取り入れていく方向に意識が変化したのは間違いありません。

　若いお母さんたちは、妊娠中からお腹の赤ちゃんのために身体に食品を

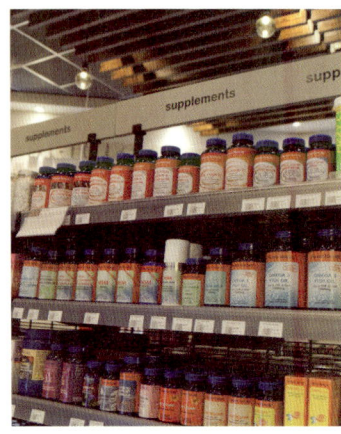

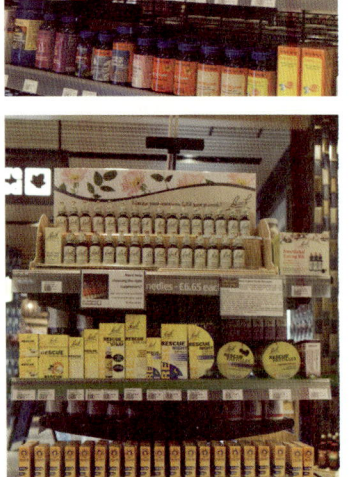

吟味し、安全で健康的なベビーフードを求めています。それに、このあたりでは、最近オーガニックカフェがたくさんオープンしています。若い人たちがオーガニックカフェでランチを食べたりお茶をした帰りに、うちの店で夕食に使う野菜や食品を買っていってくれます。

アロマを生活のさまざまなシーンに

　イギリスでは最近、再びアロマテラピーの人気が盛り上がってきています。私の店で最も良く売れているセクションのひとつです。アロマテラピーはすばらしいですよ。いろいろな使い方ができる多様性のある自然療法ですし、使っていてとても気持ちがいいですね。アロマテラピーに関する書籍もこのところたくさん出版されていて、知識層の方々に読まれるようになって来ています。

　私の店は場所柄もあって、日本からのお客様も頻繁にいらっしゃいます。おみやげにアロマ商品をお買いになる方はとても多いですね。日本の方々にはぜひ、これからもアロマテラピーを生活に取り入れていっていただきたいです。

アズ・ネイチャー・インテンデッド　As Nature Intended
17-21 High Street, Ealing, London, W5 5DB
Tel: 44 20 8840 4856
E-mail: jeff@asnatureintended.uk.com
Website: http://www.asnatureintended.uk.com/

医療現場で活躍するレメディアル・マッサージのプロ
エレイン・トムキンズ (Elaine Tomkins)
看護師、アロマセラピスト、レメディアルマッサージセラピスト

　22年前に病院で口腔顎顔面看護師として働いていたときです。手術の前後に患者さんにマッサージをしてあげると患者さんの具合がとても良くなったのです。これはすごい！　と、本格的なマッサージの勉強をしようと思い立ちました。
　2001年にティスランド・インスティテュートでアロマテラピーを学び、その後、歯科病院の中ではロンドン初のアロマテラピークリニックを開設しました。資金面での問題などがあり、そこが閉鎖になったころ、ティスランド・インスティテュートで講師として働く機会をいただいて、2003年からアロマテラピー講師として働き始めました。私はレメディアルマッサージという治療マッサージを主におこないますが、精油を用いるととても良い結果が出ます。
　2010年には幸運なことに、ロンドンの癌専門病院であるロイヤル・マーズデン・ホスピタルで乳房切除術後の疼痛ケアを勉強しながら、患者さんにアロマトリートメントを施行する仕事をいただきました。乳房切除を受けた女性は関節の可動域の制限や疼痛に悩まされますが、アロマテラピートリートメントが効果的です。アロマテラピーはこのような治療に標準的に組み込まれるべきだと私は思います。
　アロマセラピストとして現場で働きながら、学校でその経験を講師として伝える。そして、それが生徒の方の仕事にも結びつく。そんな今の働き方が私はとても好きです。毎朝起きて仕事に行くのがわくわくするほど楽しいのです！
　タッチやアロマテラピーは私たちの人生に変化をもたらす力が秘められていますね。

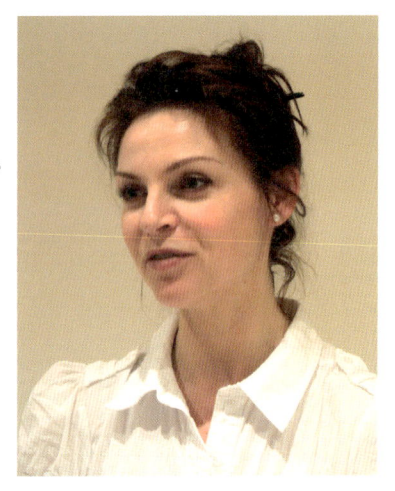

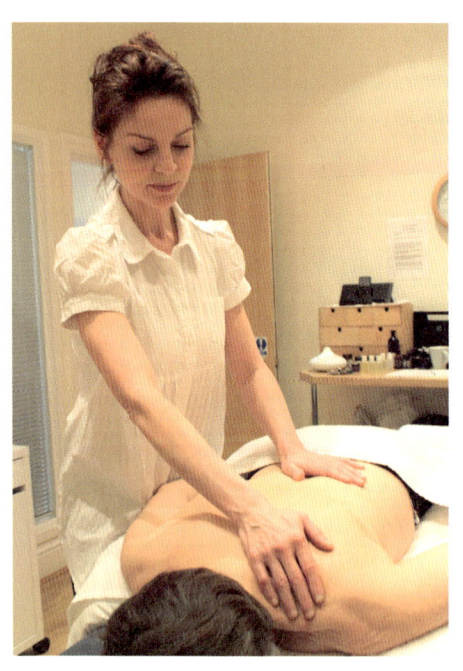

アロマが人間関係を和らげる

　今から一年ほど前のことですが、ロンドンの自治体が企画したアロマテラピーの講習会を受け持ちました。そこに集まった女性たちは低所得、貧困層の方々でした。積極的に参加したというよりも、いやいやながら参加したという態度の方もいましたし、さまざまな国籍や宗教の方が集まっており、中には攻撃的な方もいたので、いったい何が起きるか、またどのように接すべきかもわからず、最初は本当に不安でした。

　でも、講習が始まって一時間、いろいろな香りをかいでもらったり、ハンドマッサージの練習をしたりしているうちに、いつのまにか張り詰めた緊張がやわらいで、なごやかな雰囲気に包まれていたのです。このときの感動は言葉では言い表せません！

　私のシークレットレシピのひとつをご紹介しましょう。

●局所用5％ブレンド　　★（　）の中は全身用3％ブレンドの滴数
プライ　Zingiber cassumunar　8滴　（6滴）
ターメリック　Curcuma longa　5滴　（4滴）
ナツメグ　Myristica fragrans　6滴　（2滴）
ネロリ　Citrus aurantium var. amara flos.　2滴　（3滴）
セントジョンズワート・オイル　15ｍl
アボカド・オイル　15ｍl

　筋肉などの身体の痛み用ですが、痛みをケアするだけではなく、その人全体をケアするレシピです。慢性的な痛みを抱えた方の多くは心が沈んでいます。

他に、神経が関係する場合にも良いです。たとえば、ムチウチ症などによって筋肉が緊張したままになっていたり、瘢痕組織が残って固くなっていたりした場合に、このブレンドは非常に効果があります。基本は局所に使いますが、全身マッサージに使用することもあります。

リセンター・ヘルス　Recentre Health
246 Balham High Road, London, SW17 7AW
Tel: 44 20 8772 0222
http://www.recentre-health.co.uk/

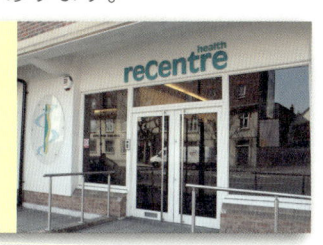

イギリスの人気アロマセラピスト
ハリエット・ロビンソン（Harriet Robinson）
スパークルモア・ウェルビイング　Sparklemore Wellbeing　経営

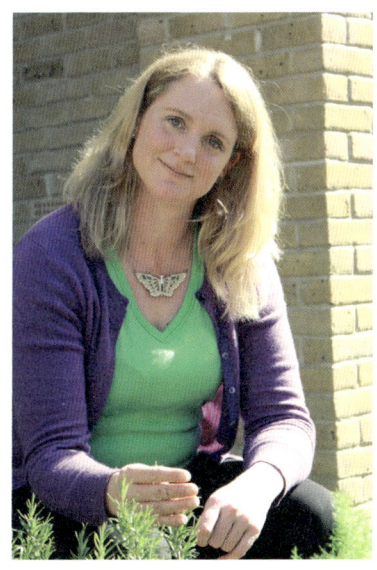

　私は実は、子供のときからアロマセラピストになりたかったのですが、実際に勉強をし始めたのは30歳を過ぎてからなのです。ロンドンにあるIFPAの認定校にかよったのですが、優秀な講師がいる水準の高い学校だったのは幸運でした。
　私はアロマテラピーに関わるさまざまな活動をおこなっています。南ロンドンにある自宅サロンのほかに、クリニックでも定期的に施術をおこなっています。子どもへの施術もしていますし、チャリティーに寄付する活動もしています（セント・クリストファーズ・ホスピス St.Christopher's Hospice など）。In Essence（IFPA協会の会報）への寄稿もしています。また、精油だけではなく、ガーデンを通して芳香植物そのものと関わることに興味があります。

いままでの経験の中で、とくにアロマテラピーが役に立つと感じたのは、ガン患者の方々への施術です。人生の危機の渦中にあるそういった方々のストレスや不安を、アロマテラピートリートメントはやわらげ、サポートすることができるのです。

　また、今の社会は大変めまぐるしく、常に緊張とストレスが満ちています。そういったものから自分たちを守る、自分たちを支える手段として、アロマテラピーのような自然療法を生活に取り入れることは大変有効です。

　香りをディフューザーで香らせたり、ミルクに混ぜてお風呂に入れたりというように、毎日の生活の中で取り入れるとともに、定期的にプロのアロマセラピストのトリートメントを受けに行くなど、できるだけアロマを日常に取り入れること。これが今のストレス社会で私たちをしっかり支えてくれるのです。

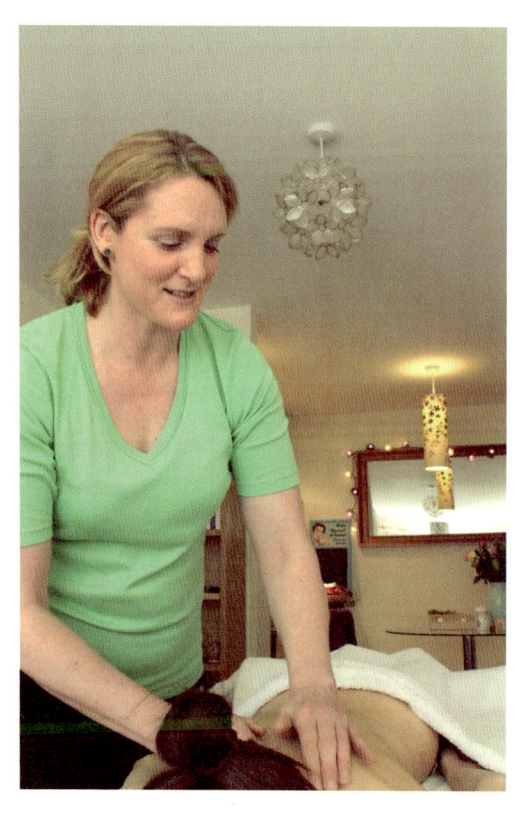

オーガニックの精油はブレンドで

　私の一番のお気に入りのブレンドは、ローマンカモミールとラベンダーです。カモミールは昔から私のお気に入りの精油のひとつでした。また、以前行った南フランスのラベンダー農場見学でラベンダーのすばらしさを再発見しました。二つとも比較的買いやすい価格であり、日常のほとんどのマイナートラブルに使えます。私の家には小さいアロマテラピーガーデンがあるのですが、私はこの甘い香りのカモミールが大好きで、ラベンダーと一緒に庭で育て

ています。ラベンダーはイギリスではとても一般的な植物で、種類も豊富です。

とくにオーガニックの精油は何種類かブレンドするとすばらしい香りができます。ラベンダーは甘さとシャープさを兼ね備えた香りで非常にリラックスするので、芳香浴にもマッサージにもぴったりですね。

日本の皆さんにもぜひ、私たちのようにアロマテラピーを日常に取り入れていただけたらうれしいです。

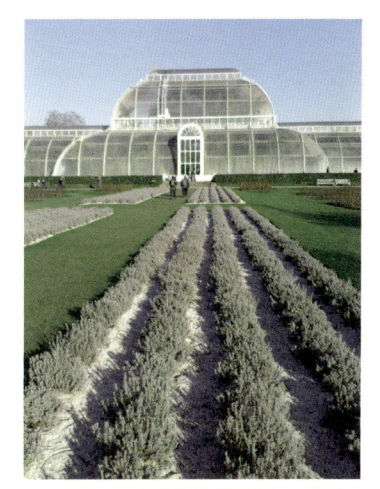

スパークルモア・ウェルビイング　Sparklemore Wellbeing
info@sparklemore.com
Tel: 44　787 670 5095

●ニールズヤードレメディーズ・セラピールーム（コベントガーデン駅）
Neal's Yard Remedies Therapy Rooms in Covent Garden

●ハリエットさんによる王立植物園一日ツアー（IFPA認定CPD講座）
Kew Royal Botanic Gardens, Richmond/ London.
実際にその植物を観察し、香りを嗅ぎ、植物のエネルギーや薬理効果などの知識を深める一日ツアーです。

海外で活躍する日本人アロマセラピスト紹介　by ギル佳津江
浅香有紀さん
イギリス、そしてオーストラリアで

このレシピの本のためにイギリスで取材をしてくださるロンドン在住の方を探しているときに出会ったのが浅香有紀さんです。

声楽家と投資会社のバリバリ社員という二つの経歴を持つユニークな方

です。

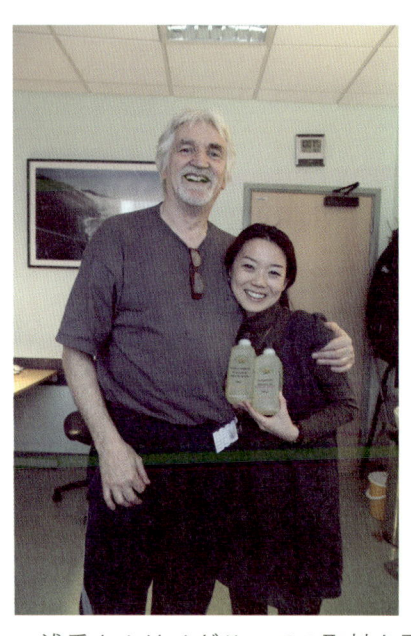

　実は、私もアロマテラピーの道に入る前は、バレリーナからロンドンの証券会社のディーラーに転身していました。

　芸術から金融の世界へ180度の転換という、浅香さんとよく似た道をたどっていました。

　金融の世界は24時間、世界のどこかで市場が開いていますから、どうしても睡眠不足が続いて体調を崩してしまいがちです。そんな中で浅香さんも私もアロマテラピーに出会い、助けられたのです。

　浅香さんはイギリスでの取材を引き受けてくださったとき、ちょうどイギリスのIFPA認定のアロマテラピースクールの卒業試験を控えて忙しいときでした。それにもかかわらず、快くこの仕事を引き受けてくださいました。

　また、当時、彼女はIFPA本部の委員会の会議に出席して会員の意見を本部に伝えるスチューデント代表としてご活躍されていました。イギリスはホリスティックアロマテラピーの中心であるため、日本からも留学する方が多いところですが、浅香さんはイギリスのアロマテラピーや自然療法事情にも詳しく、イギリスのアロマセラピストへのインタビューの録音ではイギリス人のような美しいクイーンズ・イングリッシュでお話しされていました。声楽がご専門ですから耳も発音もよいのですね。

　この本で紹介されている3人のイギリス人セラピストと、ナチュラルショップのオーナーへの取材はこの浅香さんがおこなってくださったものです。写真撮影も浅香さんのご友人で、イギリスで写真を勉強中の日本人の方々にお手伝いいただきました。

　浅香さんによるインタビューも無事終了し、学校の試験にも合格されたと思った矢先に、なんと浅香さん、今度はオーストラリアに移住すること

になり、今はオーストラリアでアロマセラピストとしてご活躍されています。日本人アロマセラピストの繊細なアプローチは、きっとオーストラリアの人々にも喜ばれていることと思います。

浅香さんの心に残るアロマテラピー体験談

　ある妊婦さんの話です。彼女にとって妊娠は予想外の出来事でした。タイミングが非常に悪く、また、ご自身の持病のこともあり、大変落ち込んで深く悩んでいらっしゃいました。つわりもひどく、気持ちがなえることが何度もありました。

　そんな時、彼女を支えたのがアロマテラピーとマッサージでした。その後、分娩時にアロマテラピーを取り入れ、無事赤ちゃんを出産されました。妊娠が発覚した時から出産まで、彼女が精油の力を借りて元気になっていく姿をみて大変うれしく思いました。彼女も今ではすっかりアロマテラピーに詳しくなり、日々、生活に役立てているようです。

　「有紀さんに出会ったことで、実際にわたしのロンドン生活大きく変わったなぁって思ってる。いつも力を貸してくれて本当にありがとう」

　忘れられない一言です。精油が人生の大きな転換期を支える一部であったこと、私がそのお手伝いをできたことに大変心を動かされました。

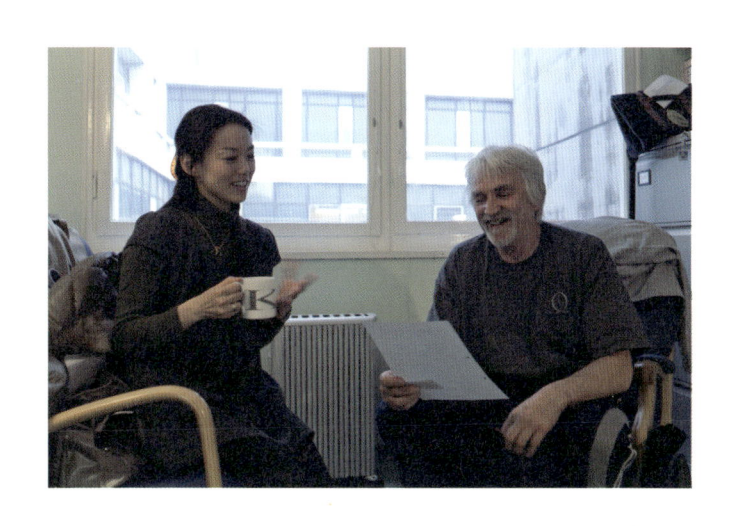

留学しなくても日本で目指せる！
本場英国資格【IFPA認定校】ガイド

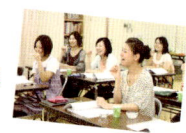

IFPAって？

IFPAは、世界各国でプロのアロマセラピストとして活躍する会員によって構成される英国最大のアロマセラピスト協会です。イギリス政府とのコラボレーションのもと、アロマテラピーに関係する法規の整備に協力、また、アロマテラピーの発展のための研究を進め、アロマセラピストの地位や技術の向上、質の高いアロマセラピストの育成に力を注いでいます。

英国テームズバリー大学ほか4つの大学でもIFPA認定のアロマテラピー学科が設けられるなど、IFPAカリキュラムは教育機関からも高い評価を得ています。

協会会員の大多数が医療・福祉機関やホリスティックテラピー業界など様々なフィールドでプロフェッショナル・セラピストとして活躍しており、その豊富な臨床データは国際的にも高い評価を受けています。IFPAはその認定校や正会員認定審査の厳しさからも、アロマテラピーの業界で世界最高水準の協会と位置付けられています。

日本では、まだ7校しか認められていない認定校が主催・協賛し、ジャパンカンファレンスを定期的に開催しています。

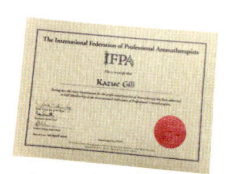

プロフェッショナル・アロマセラピスト資格証明書

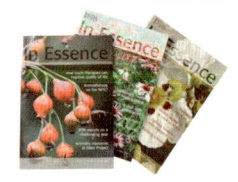

最新情報満載の会報誌

WEBサイトもチェック → http://www.ifparoma.org/

ジャパン・エコール・デ・アロマテラピー(JEA)

ギル先生、どんな学校ですか？

1996年に関西初の本格的なアロマセラピスト養成学校としてスタートしました。毎年200名前後の新入生がアロマセラピストを目指して勉強を始めています。JEAでは、IFPAだけでなく、公益社団法人アロマ環境協会(AEAJ)や日本アロマコーディネーター協会(JAA)といった日本のアロマ資格の他、ドクター・ボッダーアカデミー認定リンパドレナージ(MLD)資格を目指すことができます。
卒業生は医療分野で年間5,000件の施術を行うソレイユ派遣やアロマテラピーサロン、ホテルのスパセラピストなど、幅広い現場で活躍しています。また、日本人では唯一のドクター・ボッダー式MLD認定講師として私が直接指導させていただくMLD認定コースには全国からアロマセラピストだけではなく、医療従事者も多く参加しています。アロマの初心者から6ヶ月でIFPA認定コースを学べる全日制の集中コースも人気です。

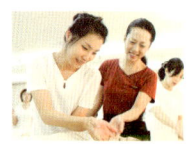

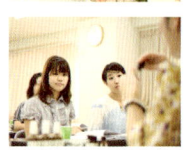

ジャパン・エコール・デ・アロマテラピー(JEA)
http://www.aromaschool.jp/ TEL.0120-872-700 jea@aromaschool.jp
京都校　京都市下京区東塩小路町607辰巳ビル5F
大阪校　大阪市北区梅田2-5-25ハービスプラザ3F

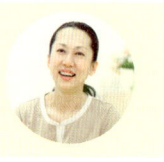

JEA校長
ギル 佳津江 氏

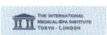

IMSI ザ インターナショナル メディカルスパ インスティテュート

冨野先生、どんな学校ですか？

1994年、「JACジャパンアロマカレッジ」として神戸に設立。
1999年、英国のアロマセラピー協会ISPA(現IFPA)日本初の認定校となりました。
2001年、東京に拠点を移し、翌年IMSIと改称。
アロマテラピーとリフレクソロジーを主体としたスクールから、自然療法の国際総合学院としてリニューアル。
その後現在にいたるまで、英国、スペイン、デンマーク、メキシコ、ベトナム、南アフリカ、オーストラリアなど、世界各地から療法家や講師を招致し、海外認定資格取得コース、国際セミナー、国際シンポジウムやフォーラム等を多数開催しています。解剖生理学、心理学、ホスピタリティ、栄養学、ボランティア学といった幅広いコンテンツを多種揃え、現場で日々実践に取り組むセラピストに向けた「生涯教育」も事業の柱にすえながら、医療と自然療法が融合した「メディカルスパ」で活躍できるセラピストの育成をテーマに、海外とのネットワークを通じて常に世界の最新情報を発信し続けています。

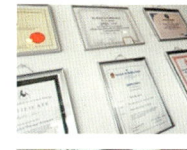

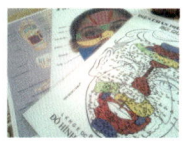

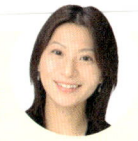

IMSI ザ インターナショナル メディカルスパ インスティテュート
http://www.imsi.co.jp/　TEL.0120-458-234　info@imsi.co.jp
東京都渋谷区神宮前4-13-17-A

IMSI主任講師
冨野 玲子 氏

フレグラントスタディーズ・ジャパン(FSJ)

木下先生、どんな学校ですか？

ストレスケアや癒しへの関心とともに注目を集めたアロマセラピー。とても概念が広く、癒しの他、健康の維持・増進や美容、生活雑貨の分野で多用されています。認知度が高まるにつれリラックスを促しストレスによいというイメージが定着し、人々の健康や幸福「Well-being」をサポートするアロマセラピストのニーズもますます高まってきました。
当校には、ビギナーからプロフェッショナルまで対応したコースがあり、その中で最も力を入れているのがIFPAの国際資格が取得できる「アロマセラピスト養成コース」です。世界に通用するセラピストになるためには、テキストや本から得た知識だけでなく、自分自身の体感を通し、心や身体が健康になっていく事を感じることが大切。そうして初めてまわりの人に伝えていく事ができると考えています。アロマセラピーの専門家として健康、医療、美容など様々な分野で活躍できるセラピスト育成を目指しています。

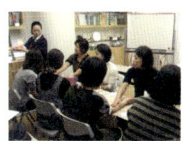

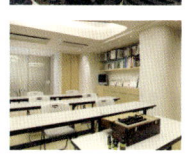

フレグラントスタディーズ・ジャパン
http://fragrantearth.jp/school/
東京都港区南青山6-6-20 K's南青山ビル2F　TEL. 0120-13-6059

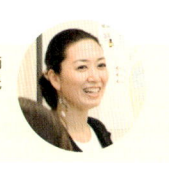

FSJ主任講師
木下 英子 氏

MH スクール・オブ・ホリスティック・スタディーズ

林先生、どんな学校ですか？

MHスクールはアロマセラピーの本場英国ホリスティック・アロマセラピストの育成と、西洋に初めてリフレクソロジーの技術を持ち込んだ、米国人、リフレクソロジーの母、ユニス・インガム女史から、甥のドワイト・C・バイアーズ氏へと受け継がれた70年以上の歴史ある、インガム・メソッド・リフレクソロジストの育成のためのプロフェッショナル・トレーニング機関です。

MHスクールは、一流のアロマセラピスト、リフレクソロジストを目指す方々に質の高いコースを提供しています。また、受講生が自身の可能性と人生の真の目的を見出すことができるようサポートしています。

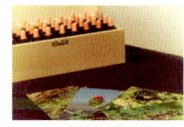

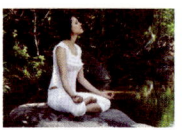

MH スクール・オブ・ホリスティック・スタディーズ
http://www.mikihayashi.com/
東京都品川区旗の台5-11-4 新和ビル1階　TEL. 03-3787-0236

MH校長　林 ミキ 氏

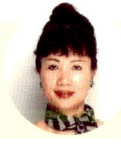

ニールズヤードスクールオブナチュラルメディスンズ(NY)

杉浦先生、どんな学校ですか？

英国の人々が古くから親しんでいる自然療法の情報を日本に紹介するため、1996年に表参道校が開設されました。現在では東京の他、横浜、大阪、名古屋、福岡など、8校に広がり、受講生総数は2万人以上、プロのアロマセラピストコースの卒業生は800名を超えています。

「楽しく学ぶ」「職業として学ぶ」「資格取得の為に学ぶ」そして何よりも「自分自身の為に学ぶ」ことができるスクールでありたい、美しく健やかな日々をすごすための一翼を担いたい、という思いは、開設当初から変わらず持ち続けており、アロマセラピーだけでなく、メディシナルハーブ、フラワーエッセンス、そのほか様々なクラスを通じて、個性豊かな講師陣や、共有し合える仲間との出会い、そして資格取得だけに限定しない学びの姿勢や楽しさの共有を大切にしています。「元気になれた」「楽しかった」「出会いがあった」「もっと続けたい」・・・受講を通じて資格取得以上の喜びを体感していただけるスクールです。

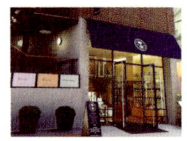

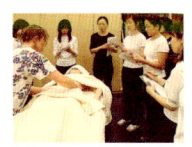

ニールズヤードスクールオブナチュラルメディスンズ
http://www.nealsyard.co.jp/

表参道・銀座・新宿・吉祥寺・横浜校　TEL. 03-5772-2266
名古屋校　TEL. 052-269-2707
大阪校　TEL. 06-6376-8125
福岡校　TEL. 092-713-8619

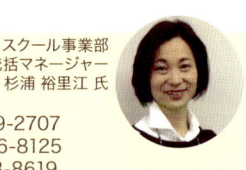

スクール事業部
統括マネージャー
杉浦 裕里江 氏

国際資格IFPA認定校が日本に少ない訳

本国イギリス内で最大規模のアロマテラピー協会であるIFPAは、入会時の認定審査の基準の高さだけではなく、認定校になった後も、定期的に本部の審査官が各スクールのインスペクションを行います。2012年にはインスペクションに加え、各認定校の講師のために、本部のViv　Hinks氏による「ティーチングスキル研修」も行われました。授業内容ばかりではなく、スクール施設の水準、講師のセラピストとしての経験年数や水準、生徒サポート、授業内容の評価方法まで、事細かな審査をクリアできるスクールでなければ認定校として継続できないからなのです。

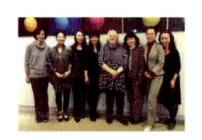

(写真)2012年11月IFPA連盟のヴィヴ・ヒンクスと日本の認定校代表が関西に集まり、スクールミーティングを行いました。

ギルフォードカレッジ・オブ・アロマセラピー(GCA)

イネス先生、どんな学校ですか？

誰もが健康になりたい、また心と身体の問題を改善したいという願いを持っています。
そこで「あなたもホームドクターに」をコンセプトに2001年福岡にギルフォードカレッジ・オブ・アロマセラピー日本校を開校、2007年には英国IFPA認定校となり国際資格取得アロマセラピスト養成コースを併設。
本校では英国に基づいた補完代替医療として高い医学的知識を併せ持ったアロマセラピストを育てるため、アロマセラピー学やマッサージ学、解剖生理学の知識にとどまらず、セラピストとして必要な精神学やスピリチュアルセラピー、心理学、カウンセリングなど、英国をはじめ国内外から専門講師を招き、英国アロマセラピーのみならず医療や社会情勢に至るまで様々な教育を提供しています。GCA卒業生は現在、医療分野や教育分野、サロン経営など様々な分野で活躍しています。

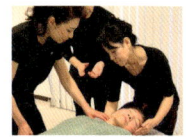

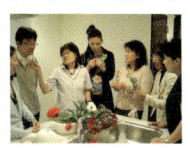

ギルフォードカレッジ・オブ・アロマセラピー
http://www.gca-aroma.com/ Info@gca-aroma.com
福岡市中央区渡辺通2-9-20-502 TEL. 092-714-7753

GCA校長
イネス 多恵子 氏

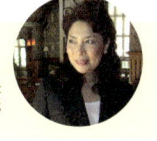

ペニープライス・アカデミー・オブ・アロマセラピー日本校(PPAA)

塩田先生、どんな学校ですか？

2003年ペニープライスアロマセラピー社を立ち上げると同時に、IFPA認定アロマアカデミー「ペニープライス・アカデミー・オブ・アロマセラピー(PPAA)日本校」を設立。その後、IFAの認定も取得し、セラピスト養成を主軸にして各認定コースを開設。ペニープライスは、「アロマテラピーとは、『いい香りのマッサージ』だけではない」という考えを持っています。そこからアロマテラピーのより深い考察・実践のために英国本校では、英国内で唯一、アロマトロジーのコースを開設。世界各地からアロマセラピストが受講生として集まり学んでいます。
また、日本国内では、2009年より一般社団法人ウェルネスJAPANの養成事業の一つである、アロマテラピーJAPANにてPPAA日本校の運営を行い、2012年に日本で初めて、『福岡県知事認定職業訓練校』としての認可を受け、これまで以上に、アロマセラピストを「職業」と目指すことができるスクールとして養成コースを運営しています。

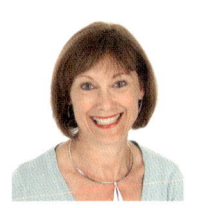

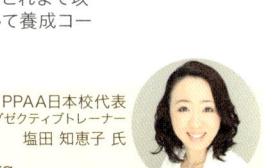

ペニープライス・アカデミー・オブ・アロマセラピー日本校
(提携 アロマセラピーアカデミーJAPAN)
http://www.wellnessjapan.org/ wj.aajp@wellnessjapan.org
福岡県筑後市山ノ井668-10 TEL. 0942-42-1122

PPAA日本校代表
AAJエグゼクティブトレーナー
塩田 知恵子 氏

IFPA ジャパンカンファレンスを定期的に開催

第1回目は2010年に東京(渋谷)で、第2回目は2012年に大阪(梅田)で開催されました。世界中のセラピストが集結し、各国のセラピー情報を交換する刺激的なカンファレンスとなりました。東洋医学とアロマテラピー、アロマトロジー、フェイシャルリフレクソロジー、デンタルリフレクソロジー、スラヴィックマッサージ、ハーブ紀行、メディカルハーブ、リンパドレナージ、開業者のためのセミナーなどバラエティに富んだ内容。次回の開催も楽しみです。

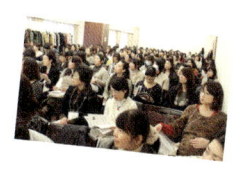

おわりに

　さまざまなシーンで活用することのできるアロマテラピー。100人のアロマセラピストのレシピを読んで、精油1本からでも始められて、深めていけばたくさんの方の癒しと健康にも役立てられることを知っていただけたでしょうか。

　そして、人間や自然の奥深さ、やさしさ、すばらしさに触れ、感動に出会うことのできるアロマテラピー。

　アロマテラピーを通じて結ばれていく縁と多くの気づき、そういうものをこの本をきっかけにさらに皆さんに広げていただければ幸いです。

　この場を借りまして、このレシピ本に投稿してくださったアロマセラピストの皆さまへ心より御礼申し上げます。

　また、取材に協力してくださったイギリスの皆様にも感謝申し上げます。

ギル佳津江

【編集協力】
- ●編集／構成／デザイン＝華房忍・笹川智子
- ●写真撮影＝辻本眞衣・栗原慎太郎
- ●取材／リサーチ＝浅香有紀

Special Thanks to:
Yuki Asaka（liaison and interviews）
Keith Richard Hunt（interviewee）
Harriet Robinson（interviewee）
Elaine Tomkins（interviewee）
Jeff Martin（interviewee）
Mai Tsujimoto（photos）
Shintaro Kurihara（photos）

The Royal Free Hospital Hampstead Trust and its patients
The International Federation of Professional Aromatherapists（IFPA）

［編者略歴］
ギル・佳津江
JEA校長／IFPA認定講師／ドクター・ボッダーアカデミー（MLD）認定講師
1985-1995年の英国在住中、アロマテラピーおよび多様な手技療法を学び、アロマセラピストとして活動を始める。帰国後、京都にて「ジャパン・エコール・デ・アロマテラピー」開校。アロマテラピーを多くの人に知ってもらうため、スクール・企業・自治体での講師活動のほか、病院等でもアロマテラピーをおこなっている。

［取得資格］
英国IFPA認定アロマセラピストおよび、同協会認定講師
ドクター・ボッダーアカデミー認定リンパドレナージ（MLD）複合的理学療法セラピスト
ドクター・ボッダーアカデミー認定リンパドレナージ（MLD）認定講師
英国RSA認定スポーツマッサージセラピスト
AEAJ認定アロマテラピーインストラクター
AEAJ認定アロマセラピスト
米国ラ・ストーンセラピスト
肥満予防健康管理士

［著書］
『今日から始めるアロマセラピーマッサージ』（風媒社）
『香りの百科事典』（共著、丸善出版）

装幀／三矢千穂

100人のアロマレシピ

2013年5月21日　第1刷発行　（定価はカバーに表示してあります）

編　者　　ギル　佳津江
発行者　　山口　章

発行所　　名古屋市中区上前津2-9-14　久野ビル　　風媒社
　　　　　電話 052-331-0008　FAX052-331-0512
　　　　　振替 00880-5-5616　http://www.fubaisha.com/

乱丁・落丁本はお取り替えいたします。　＊印刷・製本／シナノパブリッシングプレス
ISBN978-4-8331-0151-6

ギル佳津江

今日からはじめるアロマセラピーマッサージ

ストレス解消、イライラを鎮めたり、落ち込んだ気持ちを引き上げたり……家族や友人と、あるいは一人で、簡単で気軽にできるリラクゼーション。生活スタイルに合わせて、今日から始められるアロママッサージ。　一六〇〇円＋税